$T_d \, {}^{52}_{11}$

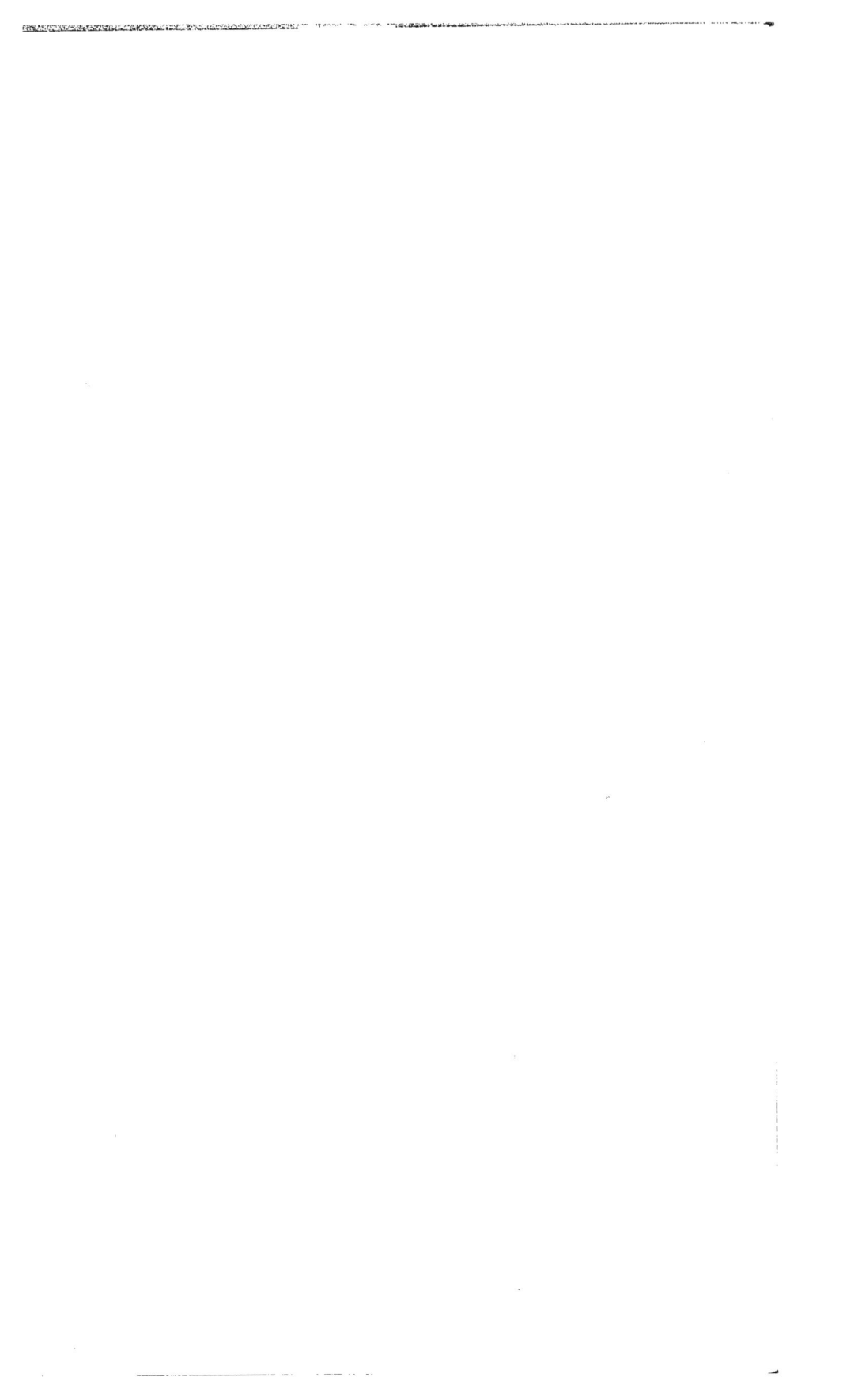

PRÉCIS HISTORIQUE

SUR

LA MALADIE CONTAGIEUSE

QUI A RÉGNÉ AU HAMEAU DE LA VALENTINE
DANS LE COURANT DU MOIS D'AVRIL 1810.

Par P. T. DUGAS, Doct.ᵣ en Médecine de la Faculté de Montpellier, Médecin en chef de l'Hôtel-Dieu de Marseille, Médecin pour les Épidémies et Membre de plusieurs Sociétés savantes.

PERNICIOSISSIMUS EST FŒTOR CARCERIS.
Bacon. *Hist. nat. cent.* **x.**

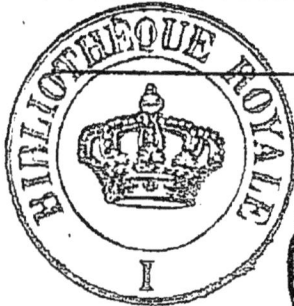

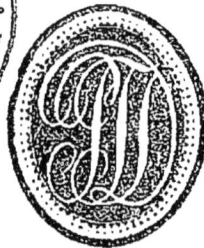

A MARSEILLE;

Chez SUBE, Libraire, rue St. Ferréol, n.° 4.

●◄◆►●

DE L'IMPRIMERIE DE SIMONIN et RÉQUIER.

1810.

AVERTISSEMENT.

CE *Précis historique sur la maladie qui a régné à la Valentine, n'était point destiné à l'impression. Je devais me borner à en remettre un exemplaire manuscrit à M. le Comte de l'empire, Conseiller d'état, Préfet, et un autre à la Mairie, lorsque j'ai appris que la Société de médecine fesait imprimer un rapport sur le même sujet. Présumant alors que des collégues, qui n'avoient vu les malades que fort rapidement, pouvaient bien avoir omis des détails essentiels, je me suis vu dans la nécessité de rendre mon travail public. Son impression était déjà bien avancée, lorsque celui de la Société m'a été connu : sans parler des omissions auxquelles on devait s'attendre, ma surprise a été extrême lorsque j'y ai trouvé des erreurs graves et des inexactitudes qu'il importe de relever. Cette circonstance m'a forcé à changer le plan que j'avais adopté.*

Je ne publie cet écrit que d'après les conseils de MM. les Membres de la Mairie, qui, en ayant pris connaissance, ont bien voulu lui donner leur sanction. Je me suis rendu aux avis et à l'invitation de ces Administrateurs éclairés, en ne me bornant pas à placer, en tête de cet ouvrage, le premier rapport que je fis sur la maladie qui nous occupe, mais encore, en imprimant à la fin, les autres rapports que j'avais d'abord jugé superflu de faire connaître.

Le contenu de ces rapports et les notes ajoutées au Précis historique réfuteront assez victorieusement les faits hazardés par quelques membres de la Société de médecine, et justifieront, aux yeux des personnes qui pourraient être trompées, les mesures prises, dans cette occasion, par l'autorité; mesures qu'elle a été étonnée de voir devenir l'objet d'une censure publique par ceux-là même qui avaient toutes sortes de raisons de les approuver.

MARSEILLE.

MARSEILLE, le 4 avril 1810.

*L'ADJOINT , Chevalier de l'Empire , remplissant,
en absence , les fonctions de MAIRE ,*

A Monsieur D U G A S , Docteur en médecine ,
chargé du traitement des maladies épidémiques
dans le 1.er Arrondissement du Département
des Bouches-du-rhône.

J'ai l'honneur de vous adresser , Monsieur, en original ,
une lettre de Mr. Nicole , commissaire de police des
sections 27 , 29 et 33 *extrà muros* , par laquelle il
m'informe , qu'il existe dans le quartier de la Valentine ,
une maladie contagieuse qui nécessite vos soins.

Je vous prie en conséquence, Monsieur , de vouloir
bien vous rendre , le plutôt possible , dans ce quartier ,
où vous pourrez prendre les instructions locales sur
la nature de cette maladie , et aviser aux moyens
d'en arrêter les progrès.

Vous voudrez bien me renvoyer la lettre ci-jointe ,
avec votre rapport bien circonstancié sur la nature
de la maladie , les causes qui peuvent l'avoir occasionnée ,
les moyens de la combattre et de s'en garantir.

J'ai l'honneur de vous saluer.

DESOLIERS, Adj.t

A

RAPPORT fait à Monsieur le Baron de Saint-Joseph, Maire de Marseille, Officier de la Légion - d'Honneur, Trésorier de la 8.me Cohorte,

Par M. Dugas, Docteur en Médecine de la Faculté de Montpellier, Médecin pour les épidémies à Marseille.

Marseille, le 6 avril 1810.

Monsieur le baron,

D'après votre invitation, je me suis rendu hier, 5 avril, au hameau appelé *la Valentine* pour y prendre connaissance de l'état des malades qui ont excité votre sollicitude.

Arrivé sur les lieux j'ai réuni à moi dans le presbytère, les officiers de santé de St. Marcel, MM. *Bovis* et *Beires*, qui déjà leur avaient donné des soins.

Après une conférence que nous avons eu en présence de M.ʳ le Recteur de la succursale et de M.ʳ le préposé à l'état-civil, et après avoir écouté les diverses observations qui m'ont été faites par plusieurs notables du pays, je me suis assuré, qu'au commencement du mois de mars dernier, époque où tous les habitans jouissaient d'une santé parfaite dans le village, il y parut trois individus que l'on soupçonnait venir des prisons d'Aix, qui logèrent dans une auberge située au centre du hameau.

Au bout de quelques jours ils furent indisposés, deux abandonnèrent ce gîte et dirigèrent leur marche du côté *des Olives*; le troisième, Jean-Pierre Chauvy, plus malade que les autres s'alita et fut atteint d'une fièvre putride qui s'annonça d'abord d'une manière tumultueuse.

L'aubergiste craignant la contagion, ayant d'ailleurs reconnu que ce malade était un homme suspect à l'autorité, lui inspira le dessein de se retirer de chez lui. Le malade y consenti, et se traina dans une masure inhabitée située à l'avenue du village. La charité de ses bons habitans ne l'abandonna pas, plusieurs s'empressèrent de voler à son secours et de lui prodiguer, au milieu des consolations qu'un état déplorable inspire, tous les moyens propres à soulager ses maux.

M.ʳ le Recteur le visita souvent : ce malade expira le 23 mars dernier.

Sa maladie avait pris un caractère grave : d'après tous les renseignemens que j'ai recueillis, je la considère avoir été la *fièvre putride maligne des hôpitaux ou des prisons.*

Peu de jours après la mort de cet homme, quelques individus qui l'avaient fréquenté, furent pris de mal-aises, défaut d'apétit, lassitudes, maux de tête, envies de vomir, faiblesses dans les membres et douleurs gravatives dans les extrémités ; la fièvre s'empara d'eux, ils s'alitèrent ; dès-depuis le nombre des malades s'est augmenté au point de semer l'allarme dans le pays et les environs. Accompagné des deux officiers de santé dont j'ai parlé, j'ai visité toutes les maisons et les campagnes voisines où il y a des malades. J'ai trouvé 17 individus de différens âges et de différens sexes atteints tous d'une maladie, qui a débuté de la même manière, a suivi la même marche, à peu de choses près, et ne m'a présenté que des indications simples à remplir.

Dans le moment, deux malades sont dans un danger très-pressant, ils sont parvenus au 17.me jours de leur maladie sans avoir pu recevoir l'administration du quinquina qui est clairement indiqué.

Des malades que j'ai visités,

5   étaient au 4.me jour de leur maladie.

1 . . . au 6.me

1 . • . au 8.me

2 . . , au 5.me

3 . • . au 10.me

4 . . . au 7.me

La maladie a le caractère de l'adynamie, on peut la désigner sous le nom de fièvre bilioso-putride, elle a été apportée dans ce hameau par le militaire qui y est mort le 23 mars; s'annonce par les symptômes que nous avons énuméré plus haut, et pourrait avoir les suites les plus funestes si on n'y portait un prompt remède.

J'ai déposé chez M.r le Recteur la caisse de

médicamens destinés au traitement des épidémies.

Dans chaque maison j'ai fait placer les malades dans les chambres les plus vastes et les
mieux aérées.

J'ai fait pratiquer des fumigations d'après la
méthode de Guithon Morveau. J'ai prescrit leur
continuation deux fois par jour.

Jai fait tous mes efforts pour diminuer les
craintes des habitans sur un danger qu'ils sont
disposés à grossir.

Je les ai invités à entretenir la propreté dans
les maisons et les rues. J'ai réitéré toutes ces
recommandations à MM. le Recteur de la succursale et le préposé à l'état-civil, qui tous deux
sont remplis de zèle pour le soulagement de
leurs concitoyens.

J'ai engagé le boucher à tuer tous les jours
de bons moutons, car un excellent bouillon est
indispensable à ces malades.

M.ʳ le Recteur en a établi une distribution
gratuite pour les pauvres, ce zélé pasteur encore

convalescent mérite d'être soutenu dans son entreprise qui est de la plus haute importance. Je crois que quelques secours pécuniaires devraient être mis à sa disposition à ce sujet.

Dans les instructions que j'ai reçu dans le tems de Son Excellence Monseigneur le Ministre de l'Intérieur, par l'entremise de M.ʳ le Comte de l'Empire, Conseiller d'État, Préfet, relativement à l'emploi des médicamens dans le traitement des épidémies. Il y est dit : que ces médicamens ne doivent être donnés qu'aux indigens. Ici, je n'ai pu me dispenser d'en distribuer à tous les malades sans distinction ; car outre qu'il serait impossible, à la classe aisée, de se procurer, à quelque prix que ce fut, du quinquina de la qualité de celui contenu dans la caisse des épidémies, il lui serait encore très-difficile d'avoir ailleurs, sans perdre un tems précieux, les autres remèdes nécessaires. J'ai donc tiré de la caisse du Gouvernement les médicamens que l'état des malades réclamait et en ai distribué à tous sans distinction.

Après avoir pris toutes les mesures convenables pour arrêter les progrès de cette épidémie, ce que j'ai fait en conseillant à ceux qui se

portaient

portaient bien , d'user d'un régime restaurant ;
et de veiller à la propreté autour d'eux. J'ai fixé
les indications qu'il y avait à remplir auprès
des malades. Ces indications consistaient à évacuer les premières voies chez la plûpart des
malades , modérer les effets de la fièvre par
des boissons tempérantes et acidules, à soutenir
l'état des forces par du bon bouillon et un peu
du vin généreux , à donner du quinquina chez
ceux dont l'abattement menaçait d'une prostration totale des forces , à conseiller l'emploi
des vésicatoires , dans les cas où la tête s'em-
barrasserait, et où il faudrait les associer au quinquina. Je suis revenu à Marseille , annonçant
que je retournerais pour voir les malades le sur-
lendemain 7 du courant.

La présence du médecin pour les épidémies
sera encore indispensable pendant quelque tems
dans ce pays. Je me ferai un devoir de m'y transporter et d'y séjourner tant que je le jugerai
convenable : trop heureux si je puis par mes
soins et mes attentions et sur-tout par le con-
cours des administrations supérieures, arrêter le
cours d'une maladie qui, quoique ne présentant
pas encore de symptômes graves, pourrait ce-

B

pendant atteindre la majeure partie des habitans
de ces contrées, si on ne cherchait pas tous les
moyens propres à la réprimer dans son invasion ,
car on ne peut se dissimuler que c'est une maladie
putride, contagieuse de sa nature ; maladie qui
est tantôt appelée fièvre des prisons, fièvre des
camps , et qui a souvent exercé des ravages là
où se trouvaient entassés beaucoup d'individus
soumis à un mauvais régime, à des travaux
excessifs et à des intempéries.

L'absence de toutes ces circonstances ; la saison du printems, et les secours indiqués tirés
de l'hygiène et de la médecine pourront sans
doute prévenir les malheurs d'une contagion
aussi rapide que désastreuse.

Je borne ici mes réflexions sur la nature de
cette maladie et la cause qui l'a produite. Dans
un mémoire particulier, en revenant sur tous ces
détails , et après des considérations générales
sur la situation topographique de la Valentine,
l'état du ciel au moment de l'apparution de la
maladie, j'en décrirai les symptômes, et j'indique-
rai le traitement qui est employé , de même que
son issue. Il me suffira de vous dire , en me ré-
sumant,

1.º Que dans ce moment il y a au hameau de la Valentine 17 malades tous atteins de la même maladie.

2.º Que depuis un tems immémorial on n'y avait pas vu un nombre aussi considérable de malades.

3.º Que la saison dans laquelle nous sommes, l'état du ciel et autres circonstances ne sont point du tout en rapport avec la nature de la maladie qui y est observée.

4.º Que l'origine de cette maladie parait évidemment venir de la contagion communiquée par un individu sortant malade des prisons d'Aix et qui a succombé à sa maladie, le 23 mars dernier, dans ce village.

5.º Que cette maladie qui est bilioso-putride est la même que celle que les auteurs décrivent sous le nom de fièvre d'hôpitaux, fièvre des prisons, des camps, des armées, ect., et qu'elle est contagieuse.

6.º Qu'elle n'est pas, dans ce moment, accompagnée de symptômes graves, mais qu'elle n'en exige pas moins les soins les plus assidus ; car elle serait plus dangereuse et deviendrait meurtrière, si elle se propageait dans la saison des chaleurs.

7.º Que les différens malades qui en sont atteins , excepté deux , ne sont pas dans ce moment dans un danger pressant.

8.º Que tous les conseils tirés de l'hygiène et de la médecine ont été donnés pour que cette maladie soit bientôt réprimée.

9.º Que dans une maladie qui frappe presque tout-à-coup l'économie animale , d'une débilité générale , la distribution d'un bouillon restaurant est indispensable , et que l'autorité doit veiller à ce qu'il soit confectionné avec soin. (1)

_____

(1) Dans les autres rapports faits à la Mairie , qu'il est inutile d'insérer ici , je provoquais de nouvelles mesures de salubrité , et je donnais journellement des rénseignemens sur l'état des malades.

PRÉCIS HISTORIQUE

SUR

LA MALADIE CONTAGIEUSE

QUI A RÉGNÉ AU HAMEAU DE LA VALENTINE

DANS LE COURANT DU MOIS D'AVRIL 1810.

❧

SECTION I.re

*Apperçu topographique sur le hameau de la Va-
lentine.*

LA Valentine, hameau dépendant de la com-
mune de Marseille, à deux lieues de cette ville
sur la route de Toulon, est situé dans la partie
la plus basse d'un vallon entouré de collines assez
élevées.

Il n'est ouvert que sur deux points au nord et
au couchant, et se trouve par-là à l'abri des
vents du nord-ouest, vents très-secs et dominans

dans ces climats. L'air n'y est pas facilement renouvelé.

Ce hameau n'est composé que de deux rues étroites recouvertes , en toute saison , de fumier en fermentation ; les maisons mal bâties et exposées au midi et à l'est sont constamment humides, peu éclairées et offrent des habitations insalubres.

Le ciel y est souvent obscurci par des brouillards épais qui se dissipent tard et lentement.

Le terroir y est très-propre à la végétation , plusieurs sources qui jaillissent au nord répandent la fertilité dans la contrée.

Ces courans d'eau , quoique peu abondans , ne laissent pas de devenir la cause d'inondations fréquentes lorsque les eaux pluviales viennent à les grossir. A un quart de lieue de là et au midi, la rivière d'Heuvone roule paisiblement ses eaux et fournit à l'établissement de plusieurs manufactures.

Les occupations ordinaires des habitans sont les travaux de l'agriculture ; ils sont naturellement indolens , ils aiment assez l'oisiveté , ils se nourrissent d'alimens peu substantiels, ils ré-

coltent du blé, du vin et de l'huile de bonne
qualité ; mais ils vendent tout le produit de ces
récoltes et ne se nourrissent que de pain bis, de
légumes secs, de poissons salés qu'ils ont à bas
prix. Ils ne boivent presque toute l'année que de
la piquette (2) et mangent rarement de viande
fraîche.

L'eau de leurs puits qui est chargée de muria-
tes et sulfates de chaux est celle dont ils usent
pour boisson : ils ont recours à l'eau des sources
pour cuire leurs légumes.

La population de ce hameau se porte à 400
ames (3).

On a observé que les maladies ordinaires du
pays sont toutes le produit d'une débilité générale
introduite dans l'économie animale. Les cachexies,

---

(2) La *piquette* connue dans d'autres pays sous le nom
de *boîte* est une boisson légérement spiritueuse, qui se
prépare en fesant fermenter, avec des quantités déterminées d'eau, le marc de raisin sorti de la cuve, quelquefois même après avoir été plus ou moins pressé.

(3) Les renseignemens sur la population, et la manière
de vivre des habitans, m'ont été fournis par M. le Recteur
et M. le préposé à l'état-civil.

les hydropisies, etc. et en général toutes les maladies produites par la débilité du système lym-
phatique et du cellulaire y sont très-comumnes.

Les habitants de ce hameau ont un teint blaf-
fard, ils portent l'empreinte des différentes influences physiques auxquelles ils sont soumis.

Au moment où la maladie qui nous occupe
se déclara au milieu d'eux, le ciel avait été né-
buleux pendant quelques jours, et la tempéra-
ture variable; des pluies et un tems froid suc-
cédaient rapidement à des momens de chaleur
très-sensibles ; on observait enfin un dérange-
ment notable dans l'ordre de la saison.

SECTION II.

Origine de la Maladie.

Au commencement du mois de mars 1810,
époque où tous les habitans de la Valentine
jouissaient d'une bonne santé, il parut au milieu d'eux, trois individus, qui sortis des prisons
d'Aix, arrivés dans celle du Bausset, venaient de
s'en évader au moment où on allait les conduire à
Toulon.

Toulon. Ils logèrent dans une auberge située au centre du hameau. Au bout de quelques jours ils furent indisposés. Deux abandonnèrent ce gîte (on ne sait trop ce qu'ils sont devenus). Le troisième, conscrit du département de la haute loire, plus malade que les autres ne put s'éloigner; il se mit au lit et fut atteint d'une fièvre qui s'annonça avec des symptômes allarmans ; l'aubergiste chez qui il était logé ayant reconnu que ce malade était un homme suspect à l'autorité, lui conseilla de sortir de chez lui; le malade se rendit à cette invitation et consentit à être transporté dans une masure inhabitée, située à l'avenue du village : la charité des habitans de la Valentine ne l'abandonna pas, plusieurs s'empressèrent de voler à son secours et de lui prodiguer , au milieu des consolations qu'un état déplorable inspire , tous les moyens propres à le soulager.

M. le Recteur le visita souvent et lui administra les sacremens. L'infortuné militaire expira le 23 mars.

Je n'ai pu avoir de renseignemens bien positifs sur toutes les circonstances particulières de sa maladie ; je sais seulement qu'il fut saigné et

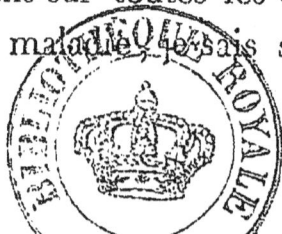

C

qu'après avoir eu des évacuations alvines très-
abondantes , après avoir été en proie à de violens maux de tête, il délira pendant les quatre
jours qui précédèrent sa mort, arrivée le 23.ᵐᵉ de
la maladie. Je sais aussi que le lieu où il avait été
transporté était infect , puant et humide , que
l'air ne pouvait y être renouvelé , et que toutes
les personnes qui y étaient entrées conservèrent
pendant long-tems une odeur fade et nauséaboude
qui semblait les poursuivre partout.

Peu de jours après la mort de ce conscrit, tous
les individus qui l'avaient fréquenté assidument
furent pris de malaises, défaut d'appétit, lassitudes,
maux de tête , envies de vomir , mauvaise bouche,
faiblesses et douleurs gravatives dans les membres,
légers frissons , la fièvre enfin s'empara d'eux
successivement; en peu de jours le nombre des
malades s'accrut, au point que l'allarme se répan-
dit dans la contrée ; l'autorité municipale qui veille
sans cesse au bien-être de ses administrés, instruite
de cet événement , m'invita, le 4 avril au soir , à
me rendre au hameau de la Valentine pour y constater la nature d'une maladie qui en si peu de jours
avait fait d'aussi rapides progrès. J'y arrivai, le 5
au matin, muni de la caisse des médicamens des

épidémies , je réunis auprès de moi, dans le presbytère, les officiers de santé de Saint-Marcel,
MM. Bovis et Beires (4) qui déjà avaient donné
des soins à ces malades , avec zèle et intelligence ,
et plusieurs notables du pays , qui me donnèrent
les éclaircissemens nécessaires pour m'assurer de
la cause primitive de la maladie et des circonstances qui avaient concouru à la propager

Suffisamment instruit par tous ces détails, je
visitai tous les malades, ils étaient au nombre de 17 ;
trois jours après ce nombre séleva à 21 ; il fut porté
par la suite à 25 , parmi lesquels ils y a eu
8 morts (5).

----

(4) Qu'il me soit permis de rendre un hommage public
au zèle , à l'activité et au désintéressement de ces deux
praticiens. Au premier signal , ils ont volé avec intrépidité au secours de leurs voisins , et m'ont puissamment secondé dans le traitement de cette maladie.

(5) Il est à observer que parmi les morts, on n'a
compté que des vieillards ou des individus qui, négligés
dans le principe de la maladie, n'avaient été visités
qu'au commencement du second septénaire.

Trois des malades qui ont péri n'avaient eu aucune relation directe avec le déserteur, mais avaient assisté,

Voici les symptômes que ces malades ont offert et l'ordre dans lequel ils se sont présentés à l'observation, dans le cours de cette maladie. Ce tableau nous conduira naturellement à établir notre diagnostic.

SECTION III.

Symptómes de la Maladie.

Les malades étaient d'abord, pendant quelques jours, dans un état de santé douteuse ; ils avaient des horripilations vagues vers le soir avec des alternatives de chaleur ; ils perdaient l'appetit, ils étaitent faibles, se plaignaient de lassitudes spontannées ; leur démarche était vacillante : l'ennui, la tristesse, la peur s'emparaient d'eux ; ils avaient de la peine à répondre aux questions qu'on leur

dans leurs maladies, les personnes qui l'avaient secouru. Mlle. Élizabeth Regnier, dévouée aux œuvres de charité, l'avait visité journellement ; elle a été dangereusement malade ; au moment où elle entrait en convalescence son père et sa mère septuagénaires, habitans la campagne à quelque distance de la Valentine, qui n'avaient pas fréquenté le militaire, ont été frappés de la même maladie, et y ont succombé en peu de jours.

fesait ; mais ce n'était là que les signes précurseurs de la maladie, Du 3.me au 5.me jour, la fièvre les obligeait à se mettre au lit ; ils avaient des frisons, des douleurs de tête ; ils étaient dans un état d'abattement extrême, leur sommeil était fatigué par des rêves pénibles ; à ces symptômes se joignaient la prostration des forces et des douleurs dans les cuisses ; la langue était d'un blanc jaunâtre, la bouche amère et visqueuse, mais assez humide ; les malades avaient des envies de vomir et vomissaient souvent des matières bilieuses dans le stade du froid ; ils étaient disposés à aller abondamment à la selle par l'action des plus légers purgatifs ; ils étaient tous frappés des terreurs de la mort et avaient l'idée d'être atteins d'une maladie pestilentielle : les assistans partageaient assez leur crainte.

Le pouls était petit, mou, faible, séloignant peu de l'état naturel ; la fièvre avait le type continu ; la respiration était libre.

Tel était l'état des malades dans le premier septénaire. Dans cette période, deux malades seulement ont déliré au 4.me jour : ils ont succombé bientôt après.

Passé le 7.me jour, tous les symptômes dé-
taillés plus haut, prenaient de l'accroissement ;
la soif ne paraissait plus aussi vive ; on observait
des pulsation aux temporales ; les jeunes sujets
forts et vigoureux avaient des alternatives de
rougeur, de chaleur et de pâleur à la face ; leurs
yeux étaient rouges et injectés, mais cette in-
flammation qui déjà avait paru dans le premier
septénaire n'était que factice ; l'expérience l'a
démontré, il eût été dangereux de s'y arrêter ;
la langue était recouverte d'un enduit sale ; les
dents et l'intérieur de la bouche avaient un as-
pect fuligineux ; les sueurs étaient nulles, la
chaleur peu apparente et les urines crues et
saus caractère : on n'observa la diarrhée que chez
les individus qui avaient abusé des minoratifs ;
tels sont les symptômes qu'on observait jusqu'au
deuxième septénaire : c'est alors que, chez les
malades qui ont succombé, la tête a commencé
à s'embarrasser.

Les autres ont vu leur maladie se juger favo-
rablement au 14.me jour, la plupart sans crises
marquées.

Un jeune homme a éprouvé une hémorragie
nasale, sa tête s'est dégagée et il est entré en

convalescence. Un autre est devenu sourd, cette crise a tourné à son avantage. Ceux qui n'ont pas vu leur état s'améliorer, dans cette période, ont succombé du 15.e au 20.e Alors les symptômes se sont aggravés, les forces sont tombées dans un état d'épuisement extrême, le pouls devenait faible et tremblotant, disparaissant sous la pression du doigt. La langue desséchée et dure offrait des gersures sur la surface. La stupeur s'emparait des malades : ils tombaient dans une affection comateuse ; leur respiration devenait stertoreuse, ils avaient les yeux ternes et vitrés ; il fallait leur frapper sur le front pour les réveiller ; ils avaient un délire taciturne, l'insensibilité devenait extrême, et ils mouraient du 15.e au 20.e jour.

Chez quelques malades, les vésicatoires n'ont produit que de plaies pâles et semées de points gangreneux ; d'autres ont rendu des vers lombrics. Une jeune femme a avorté : une abondante perte a mis ses jours en danger. Une autre femme, avancée en âge, a eu des ulcérations à la région du sacrum ; je n'ai point observé de pétechies.

Les malades qui ont guéri ont conservé, pendant bien avant dans leur convalescence, la bouche visqueuse et amère ; ils ont eu la tête pesante et sont restés toujours faibles.

Une malade, qui, en pleine convalescence depuis 15 jours avait encore la tête très-embarrassée, a eu une hémorragie nasale abondante, qui l'a délivrée de son indisposition.

Les cadavres des individus qui ont succombé, passaient promptement à l'état de putréfaction.

Je vais joindre quelques observations particulières au tableau général de la maladie, pour en mieux dévoiler le caractère.

PREMIÈRE OBSERVATION (6).

Jeanne Beranger, âgée de 43 ans, épouse de l'aubergiste qui logea le conscrit fugitif, lui donna les soins les plus assidus pendant le cours de la maladie, se mit au lit le 26 mars. Depuis trois jours elle était en proie à des violens maux de tête, à des lassitudes, à des nausées et à des vomissemens de matières bilieuses ; elle avait des frissons par intervalle, et des douleurs dans les extrémités. Cet état dura jusqu'au 29 mars, 6.me jour de la maladie : c'est à cette époque que M. Beires vit la malade ; les symptômes

_____

(6) Les détails de cette observation m'ont été fournis par M. Beires.

s'étaient

s'étaient aggravés , les forces très-affaiblies, la voix cassée , la prostration générale , la langue jaune , séche et tremblante , la soif ardente.

On administra un vomitif qui produisit d'abondantes évacuations par haut et par bas. Les matières étaient fétides ; la malade parut soulagée : respiration naturelle , pouls fréquent, mais faible et mou. Limonade pour boisson et crême de riz.

Les 7 , 8 , 9 et 10, rien de particulier dans l'état de la malade. Aucune nouvelle prescription.

Le 11 , nuit mauvaise, angoisses, mouvemens spasmodiques , dans les muscles des extrèmités. Limonade, eau de poulet alternées.

Le 12, mouvemens spasmodiques plus prononcés , qui tenaient du tremblement ; prostration des forces , délire fugace. On joignit aux moyens précédens la décoction de cascarille ; on appliqua deux vésicatoires aux jambes.

Le 13, les vésicatoires n'avaient produit qu'une plaie fort pâle , l'affaissement augmentait , la tête était plus embarrassée : on pensa les vésicatoires

D

avec l'onguent basilicum. Décoction de cascarille , limonade minérale.

Le 14 , taches gangreneuses aux plaies des
vésicatoires, pouls faible , respiration stertoreuse,
assoupissement plus fort. Mêmes prescriptions.

Le 15, les vésicatoires étaient secs et entière-
ment recouverts d'escares gangreneuses très-
dures.

On plaça un nouveau vésicatoire à la nuque et
on continua la décoction de cascarille.

Le 16 , la malade offrait quelque espoir de
mieux : le vésicatoire à la nuque paraissait avoir
diminué l'assoupissement : on n'observait plus
des soubresauts dans les tendons.

Évacuations nulles.

Le 17 , je visitai cette malade pour la première
fois , elle était couchée en supination , les bras
pendans sur les côtés ; sa figure était décompo-
sée et de couleur brune ; elle était assoupie ,
n'ouvrait les yeux que lorsqu'on lui frappait sur
le front , ne répondait qu'avec peine aux questions qu'on lui fesait ; sa respiration était stertoreuse , la langue était séche, noire et tremblante;

le pouls était très-faible, cédant sous l'impression du doigt.

J'ordonnai du bon bouillon. quelques doses d'un vin généreux, du quinquina en substance et des synapismes aux pieds.

Tisane vineuse.

Le 18, la malade eut quelques momens de lucide, mais ils ne furent pas de longue durée : elle succomba, le 19 au matin ; dans un état d'insensibilité parfaite.

DEUXIÈME OBSERVATION.

Marianne Tremolat, âgée de 50 ans, fut prise, le 1.er avril, de mal-aises, frissons, lassitudes, maux de tête, envies de vomir et vomissement de matières bilieuses; elle mangea néanmoins deux soupes.

Le 2, son état fut le même ; les 3 et 4 se passèrent encore dans un état incertain ; le 5, je la vis pour la première fois : elle était au lit. Pouls petit, fréquent, mou et faible ; peau chaude et aride, nausées ; langue blanche, jaune à sa base et gercée sur sa surface ; figure pâle , douleurs de tête , grande faiblesse. Vomitif composé avec 20 grains ipécacuanha et 1 grain tartre stibié ; limonade , bouillon , un peu du vin.

Le 6 , évacuations abondantes, qui ont soulagé la malade ; la fièvre est modérée , les forces ne diminuent pas; tête toujours douloureuse. Limonade, bouillon et vin.

Le 7, langue recouverte d'un sédiment jaune et mobile ; bouche humectée, mais pâteuse , coliques , borborismes, fièvre modérée. Laxatif avec le quinquina , la manne , le follicule et le sulfate de magnésie. La malade eut plusieurs évacuations et rendit des lombrics. Vermifuge pour le soir ; même régime.

Les 8 , 9, 10 , 11 et 12 , rien de particulier dans l'état de cette malade : les symptômes observés plus haut se sont soutenus sans s'aggraver.

Le 13 , la malade était plus faible ; il y avait de l'assoupissement : elle ne répondait qu'avec peine aux questions qu'on lui fesait ; elle sortait la langue et oubliait de la retirer. Vésicatoires au jambes, quinquina en substance, divisé par prises d'un gros et demi, délayés dans du vin, et données de trois en trois heures.

Le 14, les vésicatoires avaient bien pris; plaie belle, pouls relevé, chaleur naturelle. Continuation des mêmes moyens.

Le 16, retour des fonctions de l'entendement, face un peu colorée, sommeil paisible de deux heures pendant la nuit, douce moiteur sur tout le corps; la malade s'est assise sur son lit et a annoncé qu'elle n'avait plus que la tête lourde. Continuation du quinquina à la dose de trois prises par jour.

Le 18, Le pouls est faible, mais non fiévreux; la langue se dépouille; la malade a mangé une soupe avec plaisir,

Le 19, Le mieux être s'est soutenu, la convalescence a été assurée.

La malade a passé à l'usage successif d'alimens solides; les forces se sont rétablies quoique lentement; pendant sa convalescence elle a conservé une douleur de tête très-fatigante, et sa langue a resté long-tems muqueuse. Apozèmes amers pendant huit jours.

Le 28 avril, une hémorragie nasale la débar-
rassa de sa douleur de tête.

TROISIÈME OBSERVATION.

Thérèse Carvin Jourdan, âgée de 36 ans,
enceinte de deux mois fut prise de mal-aises,
lassitudes, nausées, douleurs de tête, défaut d'appétit.

Le 3 , elle fut dans le même état d'incertitude :
jusqu'au 6 la malade fit des efforts inutiles pour
manger. A cette époque, la fièvre s'alluma ; le
pouls était petit, fréquent, mou ; la langue séche,
jaunâtre et gercée ; soif ardente , douleur vive
de tête , douleurs dans les membres.

Je vis la malade ce jour là , et lui ordonnai un
vomitif qui produisit d'abondantes évacuations et
un soulagement marqué ; on a trouvé dans les
selles plusieurs lombrics.

Le 7.me jour, la fièvre était forte ; il y avait un
peu d'oppression ; figure rouge , douleur sus-
orbitaire très-intense, coliques violentes. Bouillon,
limonade nitrée.

Le 8 , la malade avait avorté et perdait considérablement du sang; la fièvre avait calmé , la figure était pâle , la faiblesse grande ; langue séche et jaune. Potion excitante , bouillon et vin ; tisane vineuse.

Le 9 , les forces n'étaient point relevées : la perte subsistait, l'assoupissement gagnait ; la malade avait la voix éteinte, pouls petit et mou. Quinquina en substance , vésitoires aux jambes, bouillon et vin.

Le 10, les forces s'étaient relevées , la ma-lade parlait librement ; tête lourde, bonne sup-puration aux vésicatoires.

Le 11 , la malade avait dormi d'un sommeil paisible, pendant quelques heures ; le mieux être se soutenait. Continuation des mêmes moyens.

Les 12, 13 et 14 , le mieux être s'est soutenu: la malade a néanmoins continué le quinquina à moindres doses.

Le 15, entrée en convalescence, la malade a pris des alimens. Retour à la santé. (7)

_____

(7) Après un écart dans le régime, la fièvre a reparu le 19 avril ; le 20 , il y eu une hémorragie utérine qui a cédé le 22. La malade a été purgée , a pris quelques doses de quinquina , et la convalescence a été assurée.

QUATRIÈME OBSERVATION.

Jacques Olive, âgé de 50 ans, homme fort et vigoureux, avait aidé à porter au cimetière le militaire qui avait disséminé la contagion ; il se plaignît, pendant les cinq à six jours qui suivirent, de l'odeur désagréable dont l'avait frappé ce cadavre ; odeur dont il ne pouvait, disait-il, se débarrasser : il devint triste, taciturne, perdit l'appétit, eut des légers frissons, et fut obligé d'abandonner ses travaux. Il se mit au lit le 1.er avril ; je ne le vis que le 5.

Les 2, 3 et 4, le malade resta sans secours. Il était domicilié à une campagne à un quart de lieue de la Valentine. Voici l'état dans lequel je le trouvai :

Le 5, céphalagie violente, douleurs intolérables dans les extrêmités, soif ardente, abattement extrême, bouche pâteuse et amère, langue sale, pouls petit et peu fréquent, visage coloré, envies de vomir. Potion vomitive faite avec l'ipécacuanha et le tartre stibié. Évacuations abondantes par haut et par bas.

Le

Le 6 , pouls irrégulier et petit, bouche humectée, langue moins sale; d'ailleurs, mêmes symptômes que le 5.

Le 7 , le malade avait passé une nuit fort
agitée: il avait déliré : à ma visite je le trouvai
dans un état de stupeur, insensible à tout ce qui
se passait autour de lui : il ne voulait pas sortir
la langue, et lorsqu'il la sortait , il oubliait de
la retirer.

Vésicatoires aux jambes, synapismes, quinquina.

Le 8 , le délire était plus prononcé ; les vésicatoires avaient été sans effet : le malade refusait
toute boisson. Pouls irrégulier , tantôt développé
et souple , tantôt serré et dur ; face alterna-
tivement rouge et pâle; les urines ne coulaient
pas; ventre météorisé. Fomentations émollien-
tes aiguisées avec l'alcool camphré , julep camphré , limonade nitrée.

Le 9 , à un délire frénétique succédèrent la
stupeur et la prostration totale des forces : la
respiration devint stertoreuse , la face se dé-
composa, le pouls devint petit , serré et inter-

E

mittent ; le hoquet se déclara, puis sueurs froides, et quelques heures après, la mort.

Je termine ici les détails sur les observations particulières de la maladie, dont je donne l'histoire. En les multipliant, je serais plus long sans devenir plus utile ; car, je dois faire observer qu'il n'en est pas de cette épidémie comme de beaucoup d'autres où les maladies qui sont essentiellement les mêmes quant au fond, présentent souvent des phénomènes variés et des nuances diverses qui exigent de grandes modifications dans le mode de curation. Ici, la contagion avait porté partout la même empreinte, le même caractère : la marche de la maladie a été en général la même ; les malades ont présenté tous à-peu-près les mêmes symptômes. Ceux-ci n'ont varié que relativement à leur intensité : un malade bien observé offrait le tableau de tous. Aussi le traitement heureux qui a été employé a admis peu de changemens, et j'ai pu faire l'application de ce principe : *Naturam morborum curationes ostendunt.*

SECTION IV.

Diagnostic.

Après avoir exposé l'origine et la cause première de cette maladie, l'avoir suivie dans sa
marche jusqu'à sa terminaison, si nous com-
parons, l'ensemble de tous les symptômes
observés, aux écrits des auteurs sur cette ma-
tière : si nous réfléchissons à l'arrivée du conscrit dont nous avons parlé, il sera plus que
prouvé que nous avions à traiter une maladie
apportée par contagion et contractée dans les
prisons d'où sortait cet individu. Nous savions
d'ailleurs que cette maladie règnait avec intensité
dans les maisons de détention d'Aix.

En compulsant les écrits de Pringle, de Monro,
de Sauvage, de Lind, d'Huxan, de Beaumes, de
Pinel, etc., on voit clairement que c'est la
même maladie qu'ils ont appelée *fièvre d'hôpital,*
fièvre des prisons, fièvre putride sanguine, typhus
carcerum, fièvre des camps, des vaisseaux et des
armées.

Pinel la range dans l'ordre des fièvres adynamiques, et il la désigne sous le nom de *fièvre
gastro-adynamique*, *fièvre bilioso-putride.* Tous
ces écrivains célèbres donnent, pour caractère
essentiel de cette maladie, l'abattement des forces,
la mollesse du pouls, la douleur gravative de la
tête et des membres, la chaleur âcre de la peau,
la fétidité des évacuations, enfin la diminution
marquée de la sensibilité et de la contractilité
musculaire. Ils la regardent comme le produit
de toutes les causes débilitantes soit physiques,
soit morales ; ils pensent unanimement que cette
maladie qui peut devoir son origine, en général,
à toutes les causes qui font subir aux humeurs
animales, une dépravation putride plus ou moins
grande, et se montrer sporadiquement dans
tous les tems de l'année, peut prendre spon-
tanément naissance soit par l'effet des miasmes
marécageux, soit par l'influence encore plus
délétère et subite des miasmes humains.

L'histoire que tous les médecins donnent de
cette maladie, observée dans les camps, les
hôpitaux, les prisons, sur les vaisseaux et en
général partout où des prisonniers ont passé avec
affluence, démontre qu'elle s'engendre, en quel-

que sorte partout où se trouvent réunis et entassés à l'étroit, des hommes soumis à un mauvais régime, à l'influence d'un air vicié ou peu
renouvelé, à des fatigues excessives et aux va-
riations désordonnées de l'atmosphère.

Ces descriptions prouvent encore, combien
elle se répand rapidement par la contagion.

C'est certainement des assises fatales qui se
tinrent à Oxford, en 1577, que Bacon voulait
parler, lorsqu'il a cité le fait où j'ai puisé mon
épigraphe *perniciosissimus est fœtor carceris* (8).

« La plus pernicieuse infection après la peste,
dit-il, c'est l'odeur de la prison, lorsque les
prisonniers ont été détenus et serrés long-tems
d'une manière mal-propre, et nous en avons eu
deux ou trois fois l'expérience de notre tems,
les juges et un grand nombre d'autres personnes
moururent, »

Camdem en parle plus en détail (9) :

_____

(8) *Histor. natur. centur. X. experim.* 9114.

(9) *Rerum anglicarum et hibernarum annales regnante
Elisabeta auctore Camdem p.* 285. *De pestilen. ex pedore
morbo.*

« Les assises se tinrent à Oxford les 4, 5 et 6 juillet : Rolland-Jenkins y fut jugé et condamné pour des discours séditieux : il s'éleva en ce tems-là une vapeur si pernicieuse, qu'elle étouffa presque tout le monde, fort peu échappèrent ; il mourut à Oxford, trois cents personnes et plus de deux cents autres y tombèrent malades et allèrent mourir en d'autres endroits. »

Pringle rapporte un exemple de cette infection, dont il fut le témoin (10).

« Le 11 mai 1750, dit-il, les sections commencèrent à Old-Bailey et continuèrent pendant quelques jours, il s'y jugea beaucoup de criminels, et il s'y trouva un plus grand nombre de personnes qu'à l'ordinaire. La salle n'a pas plus de 30 pieds carrés ; on ne sait si on doit attribuer la corruption de l'air à quelques prisonniers alors infectés de la maladie des prisons, ou à la mal-propreté de ces sortes de gens, mais il est probable que ces deux causes y concoururent. Le tribunal était composé de six personnes dont quatre moururent, deux ou trois

---

(10) Part. 3, chap. 7, page 297.

avocats périrent, aussi bien que plusieurs jurés ; le total monte à près de quarante. »

Zimmermann nous a donné les détails d'un événement terrible produit par les effets d'un air renfermé , vicié par la respiration et les exhalaisons d'un grand nombre de personnes resserrées dans un endroit peu spacieux (11). En voici l'abrégé :

« Au mois de juin 1756, le vice-roi du Bengale assiégea le fort Guillaume , comptoir anglais établi à Calecut , et s'en rendit maître ; il fit 146 prisonniers qu'il fit renfermer , le même jour , dans une prison de dix-huit pieds en carré. Cette prison était fermée de fortes murailles , et avait au couchant deux fenêtres garnies de grilles de fer, l'air ne pouvait s'y renouveler , la plupart des prisonniers étaient exténués , quelques-uns blessés ; la chaleur augmentait au milieu d'eux d'une minute à l'autre ; on compta plusieurs morts avant la fin de la première heure de leur emprisonnement ; avant minuit les deux tiers des détenus avaient péri , et le lendemain , vers les six

---

(11) Traité de l'expér., tom. 3, page 320.

heures du matin, on vit sortir de cet horrible séjour
vingt trois malheureux, reste de cent quarante-
six qui y étaient entrés la veille ; les autres
avaient péri, livrés aux plus grands excès de la
rage et du désespoir, victimes de la barbarie d'un
tyran. »

Ce même auteur rapporte, page 320, « Que
pendant l'été de 1750, il se manifesta à Londres
une fièvre très-dangereuse, lors de la condamna-
tion de quelques malfaiteurs. Cette fièvre se
communiquait même par le contact des habits.
Nombre de personnes en moururent sur le lieu
même. La cause de ces effets funestes vint de
la corruption que les exhalaisons de tant de personnes produisirent dans l'air qui n'était pas
renouvelé. »

« C'est de la même cause, ajoute Zimmermann, que viennent les mêmes effets dans les
prisons, les hôpitaux, les armées, sur les
vaisseaux, et en général dans tous les endroits
clos où l'air n'a point de circulation.

Les journaux de médecine nous ont appris,
qu'en 1807, la fièvre des prisons exerça des
ravages

ravages considérables dans toutes les villes où des prisonniers et des militaires sortis des hôpitaux avaient été dirigés. Tout le monde a entendu parler de la terrible épidémie qui se manifesta, en l'an 7, à Nice. On connaît l'événement qui eut lieu, en 1807, à Dreux (eure et loire) le président du tribunal, le commissaire impérial, le greffier, l'aumônier des prisons, le geolier, sa femme, sa servante, plusieurs prisonniers, dont un conscrit, un perruquier, son garçon, le successeur du geolier, trois habitans de la ville, suivant par goût les audiences, périrent victimes de la contagion. Une maladie semblable avait, quelques années auparavant, causé la mort, à plusieurs personnes, à Chartres, chef-lieu du département (12).

Il est bon de savoir qu'à Dreux le même édifice réunit les prisons et le tribunal ; les prisons sont au rez-de-chaussée, la salle d'audience est au premier étage et directement au-

---

(12) Voyez la gazette de santé, 11 juin 1807, p. 139 ; le journal de médecine, le recueil périodique, la bibliothèque médicale, etc., etc., et sur-tout les excellens rapports de M. Nytin, insérés dans les bulletins de la société de l'école de médecine de Paris.

F.

dessus. La partie du plancher de la prison placée
sous les siéges des juges était mauvaise et presqu'à
jour. C'est par les ouvertures qu'il offrait, que les
miasmes engendrés au milieu des détenus, péné-
trèrent dans la salle des audiences, et l'infec-
tèrent.

Nous pourions augmenter les citations, et
nous verrions toujours que l'expérience se joint
au raisonnement pour attester que des germes
de contagion, éclos au sein d'une prison, ont
suffi très-souvent pour infecter des villes entières.
N'avons-nous pas vu, en effet, tout récemment
les départemens par où les prisonniers espagnols
ont passé, être rapidement infectés; l'épidémie
n'a pas été considérable, il est vrai, parce que
partout des magistrats, aussi éclairés que pré-
voyans, sont sans cesse occupés ou à prévenir la
contagion ou à en arrêter les progrès par des secours aussi prompts, qu'efficaces.

Tous ces exemples étaient plus que suffisans
pour me faire reconnaître, à mon arrivée à la
Valentine, le genre de maladie que j'avais à
traiter. L'inspection des malades, qui offraient
tous les mêmes symptômes, l'histoire du mili-

taire qui sortait des prisons d'Aix où je savais
que cette maladie règnait et les progrès rapides
de la contagion, ne me laissèrent aucun doute
sur sa nature ; je ne balançai pas à déclarer
qu'elle appartenait à l'ordre des *adynamiques*,
et qu'elle était *une fièvre bilioso-putride, éminem-*
ment contagieuse de sa nature (13).

Mon traitement fut dirigé en conséquence;
je vais en présenter le résumé.

---

(13) Le 11 avril, époque où l'on avait déjà des données satisfaisantes sur le sort des malades de la Valentine
(puisque leur nombre qui avait été porté à 21, était réduit
à 14) la société de médecine avait nommé des commissaires
pour se rendre avec moi sur les lieux, et donner son
opinion. Cette opinion qui fut parfaitement conforme à
mes rapports, vient de paraître imprimée avec des changemens cosidérables. On y trouve, entre autres chose
surprenantes, plusieurs assertions qui sont en contradic-
tion manifeste avec des faits constatés jour par jour,
et transmis à la Mairie.

Pour détromper le public à ce sujet et rétablir la vérité
dans toute son intégrite, nous nous contenterons de
faire quelques observations sur cette brochure et de réfuter
des faits hazardés, faussement avancés, on ne sait trop
par quels motifs. Pour cela, nous citerons littéralement
les frgamens de nos raports et de notre mémoire qui
qui y sont relatifs.

On lit à la page 2, ligne 5 du raport de la société:

« Jusqu'au premier raport de votre commission, l'on

SECTION V.

Traitement de la Maladie.

Pour le présenter avec ordre, je le divise en

---

ne savait quel nom donner à la maladie. » Ce rapport fut fait le 11 avril.

Je n'ai d'autre réponse à faire à cet énoncé, qu'en renvoyant le lecteur à mon premier rapport fait le 6 avril à la Mairie. Voyez page 5, ligne 10, où je dis, en parlant de la maladie du conscrit qui a porté la contagion à la Valentine : *je la considére avoir été la fièvre putride-maligne des hôpitaux ou des prisons*, et à la page 10, ligne 4, où je dis encore textuellement : *on ne peut se dissimuler que c'est une maladie putride, contagieuse de sa nature ; maladie qui est tantôt appelée fièvre des prisons, fièvre des camps, et qui a souvent exercé des ravages là où se trouvaient entassés beaucoup d'individus soumis à un mauvais régime, à des travaux excessifs et à des intempéries.*

On lit à la page 6 du rapport de la société de médecine : « M. Seux a fait part à la société, le 7 avril, d'une visite qu'il avait faite, le 2, à la Valentine, à une femme âgée de 65 ans, atteinte depuis dix jours de fièvre putride avec grande prostration de forces, dont elle est morte ensuite ; qu'il avait appris que c'était un mal communiqué par un déserteur mort dans le village d'une fièvre analogue à la fièvre des prisons, et qu'à son retour, il avait prévenu M. Dugas, médecin pour les épidémies, pour qu'il prit les mesures nécessaires. »

deux paragraphes ; le premier comprendra le

On demandera d'abord à M. Seux , pourquoi , ayant reconnu , le 2 avril , la nature et la contagion de la maladie qui avait attaqué plusieurs malades à la Valentine , après les avoir visité , au lieu de convoquer extraordinairement la société de médecine , dont il est président , il a différé jusqu'au 7 , pour lui faire part de cet événement , précisément le lendemain du jour où j'avais fait mon premier rapport à la Mairie ; rapport que je lui avais communiqué verbalement, en le rencontrant dans la rue , et dont il fit part à la société , en donnant comme de lui , tous les renseignement qu'il tenait de moi ?

Je pourais dire encore que M. Seux , dans une visite très-précipitée , avait passé légérement sur le vrai caractère de la maladie ; en lui rappelant , que dans son voyage à la Valentine , il a laissé à M. Bovis , chirurgien , une note que je trancris : « La malade est atteinte d'une fièvre bilieuse au dixième jour. M. Bovis a employé les remèdes les plus convenables. Nous conseillons de bons bouillons , d'entretenir les évacuations , au moyen d'une solution de tartre stibié, deux nouveaux vésicatoires aux cuisses. »

M. Bovis m'a ajouté (ce qui n'est pas dans la note qu'il m'a remis) que M. Seux avoit encore prescrit un gros de quinquina en décoction avec la confection d'hyacinthe. La malade mourut quatre jours après.

Je le demande a tout médecin de bonnefoi , dans cette note qui contient les seules instructions écrites , que M. Seux a laissées à la Valentine , y a-t-il quelque chose qui donne à penser qu'il a reconnu une maladie contagieuse ?

traitement curatif; le second le traitement préservatif.

Traitement curatif.

Le traitement curatif regardait exclusivement
les malades ; il consistait à remplir les indications
qui s'offraient à l'observation. Les indications se
réduisaient aux suivantes :

1.º Calmer l'agitation et le trouble des malades, dont l'esprit était tourmenté par des affec-
tions morales et des idées tristes.

Voit-on les moyens propres à la combattre ? Sans doute
plusieurs de ces moyens seraient au moins superflus dans
une fièvre simplement bilieuse. Mais seraient-ils suffisans
dans une fièvre de l'ordre des adynamiques , contagieuse
et promptement mortelle ?

Je dois avouer que le 4 avril au soir , au moment
où je recevais de la Mairie l'invitation de me rendre à la
Valentine , je rencontrai M. Seux qui me dit avoir vu
un malade dans ce pays, le 2, que ce malade avait une
fièvre bilieuse , qui paraissait être épidémique. Voilà
au juste les renseignemens que j'ai reçu de ce médecin,
et les mesures qu'il m'a conseillé de prendre.

A la page 3o , on trouve encore une inexactitude ,
dans le rapport de la commission ; il y est dit : « L'air
libre, le vin, le quinquina et autres toniques, d'abord
conseillés par M. Seux , ont très-bien réussi entre les
mains de M. Dugas. » — Comment faire accorder la
prescription de ces remèdes héroïques avec l'idée d'une
simple maladie bilieuse , ainsi que le déclara M. Seux ?

2.° Il était urgent de procurer l'expulsion des miasme contagieux et des mauvais sucs contenus dans les premières voies.

3.° Prévenir et arrêter la dépravation des humeurs.

4.° Soutenir et relever les forces.

5.° Combattre les effets de la maladie.

PREMIÈRE INDICATION.

Je travaillai d'abord à dissiper les craintes que les malades avaient conçues; ils étaient tous frappés de terreur, ils se croyaient atteins d'une contagion mortelle et hors de toutes les ressources de l'art. Plusieurs n'étaient malades que de la peur (14). Je parvins à les rassurer et à leur faire concevoir les plus douces espérances, en n'hésitant pas à m'approcher d'eux, sans prendre d'autres précautions que celles que recommande la propreté. J'affirmai que leur maladie était connue et qu'elle céderait bientôt aux moyens curatifs. J'en donnai la certitude : ces paroles consolantes, les rassurèrent, les firent naître à l'espoir, et préparèrent

---

(14) Van Helmont avait déjà dit, avec juste raison ; *Nam timor et contagio unum et idem est.*

à l'efficacité des remèdes, en relevant leur courage abattu.

DEUXIÈME INDICATION.

Pour procurer l'expulsion des miasmes contagieux et des mauvais sucs contenus dans les premières voies, j'employai les évacuans émétiques. J'ai eu la satisfaction de voir qu'ils ont soulagé mes malades, en fesant cesser les envies de vomir, en relevant le pouls et ranimant l'action languissante des vaisseaux par les secousses imprimées à l'estomac et répétées sympatiquement sur les autres organes.

Dans cette circonstance les émétiques ont toujours produit des évacuations copieuses de matières bilieuses et les malades étaient soulagés immédiatement après (15). Lors même que nous

_____

(15) A la page 25 du rapport de la société, il est dit : « Que la commission n'a observé rien de bilieux dans tous les malades qu'elle a visités. » Comment M. Seux qui a signé ce rapport comme membre de la commission et comme président de la Société, a-t-il pu émettre sur la même maladie, deux opinions contradictoires, et les consigner par écrit ? (Voyez la note qu'il a laissée à M. Bovis, chirurgien, où il donne le nom de BILIEUSE à la maladie de la dame Baudin.)

n'aurions

n'aurions pas été portés à administrer ce remède
par l'existence des saburres des premières voies;
nous n'en aurions pas moins eu recours à son
emploi, pour remédier à l'état de stupeur des
malades, fondé sur l'expérience éclairée de tous
les bons praticiens qui rapportent en avoir retiré
des effets avantageux au début de toute maladie
grave, et sur-tout de celles qui sont contagieuses.

Ce remède héroïque n'a été contre-indiqué
chez aucun de mes malades.

Après avoir évacué par des vomitifs, j'ai souvent
été conduit à soutenir les évacuations par l'emploi
des purgatifs ou celui du tartrite de potasse anti-
monié en lavage.

J'ai réglé l'usage de ces moyens sur le besoin
d'expulser des foyers putrides, prenant toujours
en considération, l'état des forces.

Je noterai seulement que j'ai été parcimonieux
dans leur emploi; et j'ai à m'applaudir de cette
conduite, qui, dans tous les tems, a été celle
des bons praticiens.

Des tisanes tempérantes, du bon bouillon, du
vin généreux soutenaient les forces des malades
dans le premier septénaire et préparaient au jugement de la maladie.

G

TROISIÈME INDICATION

La troisième indication consistait à corriger la dépravation des humeurs, je la remplissais en distribuant des tisanes tempérantes et sur-tout la limonade nitrée, en augmentant la dose du vin et y ajoutant le quinquina.

Je ne saurais trop parler des services que m'a rendu dans cette occasion cette substance exotique. Je l'ai donnée par prises d'un gros et demi distribuées de trois en trois heures et délayées dans du vin, son usage a arrêté les progrès du mal d'une manière miraculeuse.

QUATRIÈME INDICATION,

Elle avait pour but de soutenir et relever les forces ; plusieurs malades étaient frappés de débilité. C'était le caractère propre à l'état particulier de chacun. Je remédiais à ce symptôme, en insistant sur le vin et le quinquina et en y joignant les vésicatoires et des synapismes, dont je variais l'emploi selon les circonstances.

J'ai eu quelquefois recours aux acides minéraux.

Au commencement du second septénaire , j'ai
eu occasion d'employer le camphre et autres anti-
spasmodiques directs.

CINQUIÈME INDICATION.

Complications et effets de la Maladie.

Parmi les effets de la maladie que j'ai eu à combattre , je noterai l'assoupissement , la douleur
de tête , les hémorragies , la suppuration des vésicatoires , les vers, la surdité , le délire.

Assoupissement.

Il ne débutait pas avec la maladie; il n'était
point le produit d'embarras des premières voies
et par-conséquent sympatique ; mais il portait le
caractère de la véritable faiblesse; les symptômes
qui l'accompagnaient, l'annonçaient suffisamment.

Les cordiaux, les stimulans, les vésicatoires
l'ont combattu.

Douleur de Tête.

Cet accident a accompagné la maladie dans
tout son cours, c'est celui qui a le plus fatigué
les malades; il s'est prolongé bien avant dans la
convalescence; les vésicatoires, les synapismes,
quelquefois des sangsues aux tempes , ont été

nécessaires pour le faire cesser. Chez deux individus, des hémorragies nasales l'ont fait disparaître.

Délire.

En général les malades ont eu la tête libre ;
trois seulement ont déliré ; chez deux , le délire
a été fugace et peu intense ; il a cédé facilement
aux tempérans et au traitement général ; chez
un autre, (voyez l'observation n.º 4) il a été frénétique , les juleps camphrés , les anti-spasmo-
diques directs n'ont pu le combattre.

Surdité.

Je l'ai observée chez un malade ; elle s'est déclarée au moment où la maladie s'est jugée ; elle
a été critique , je n'ai rien fait pour la combattre l'ayant regardée comme un événement favorable. (16)

---

(16) La surdite qui est d'un très-mauvais augure dans
les maladies aiguës , lorsqu'elle se manifeste dans l'état de
crudité et qu'elle est sur-tout accompagnée de délire et de
convulsions , *Hip. coac. prœnot* , est au contraire un événement heureux lorsqu'elle se présente dans le courant de
la seconde semaine , et qu'elle a été précédée de signes
critiques. Sarcone à Naples , Fouquet et Beaumes à
Montpellier ont eu occasion de faire cette observation.

Hémorragies.

J'en dis autant des hémorragies nasales, que j'ai observées. Chez deux malades, elles ont été considérables. Chez l'un elle s'est déclarée avant le jugement de la maladie, et le malade entré en convalescence n'a plus ressenti de douleur de tête. Chez l'autre, c'est au milieu d'une convalescence pénible qu'elle a eu lieu, la tête a été aussi-tôt débarrassée et le retour à la santé prompt (17).

Vers.

Les malades ont rendu des vers lombrics; je les ai considérés comme un simple accident de la maladie, ne produisant que des épiphénomènes. La méthode générale du traitement adopté les combattait avec avantage ; et si j'ai paru quelquefois y donner une attention particulière, c'était plutôt par complaisance pour les malades que par nécessité réelle.

---

(17) *Quibus quidem bene ac large sanguis, per nares erupit maxime per hoc servabantur ; et nullum novi qui in constitutione* veri *mortuus esset, si recte ipsi sanguis profuisset.* Hip. *De morb. popul.*

L'histoire des épidémies, des fièvres putrides nous apprend qu'elles sont toujours accompagnées de l'expulsion des vers ; et tous les observateurs les ont considérés comme effets de la maladie, ou complications, plutôt que comme cause première et essentielle.

Traitement préservatif.

Après avoir visité les malades, reconnu la nature de la maladie, fixé les indications que l'on devait suivre dans son traitement, il était important de veiller à la conservation des personnes qui les soignaient, de même qu'à celle des autres habitans du hameau.

Je prescrivis pour cela aux uns et aux autres des conseils tirés de l'hygiène, afin de les prévenir contre une contagion qui les environnait de toute part.

A cet effet, j'indiquai des mesures de salubrité que la Mairie, administration aussi vigilante qu'éclairée fit rigoureusement et promptement exécuter. Des agens de police furent établis sur les lieux, des hommes de peine exercés au service des malades furent mis à leurs ordres par la Commission administrative des hospices. Les malades mal logés furent placés dans des chambres vastes , que l'on arrosait trois fois par jour avec du vinaigre ; on avait soin d'y entretenir un air frais et renouvelé, néanmoins on pratiquait deux fois dans le jour, des fumigations , d'après la méthode de Guithon de Morveau ; des fumiers qui recouvraient les rues et qui exhalaient une odeur infecte furent enlevés. Les matières excrémentitielles des malades étaient portées loin du village, jettées dans des fosses et recou vertes de terre. Une source d'eau qui jaillit au nord du village fut mise à profit , on en dirigea le cours dans les rues de la Valentine. Ce courant d'eau augmenta la propreté des rues et contribuait à rafraîchir l'air ; des secours pécuniaires furent mis , par la Mairie , à la disposition de M. le Recteur de la succursale (18) qui les distribuait aux malades indigens.

---

(18) Cet estimable ecclésiastique a été légérement atteint de la maladie ; il n'en a pas moins aidé ses paroissiens de ses conseils, et s'il n'a pu être constamment auprès d'eux pour les encourager et les secourir, il a eu la satisfaction d'être secondé , avec zèle et intrépidité , par MM. les Recteurs des succursales de St. Marcel et St. Menet , qui sont venus tous les jours à la Valentine, porter les consolations d'un ministère qu'ils honorent par des vertus.

L'administration centrale des secours publics
fit délivrer chaque jour du pain , de la viande et
du vin à tous les habitans qui étaient dans le
besoin; un excellent bouillon était donné ré-
gulièrement aux malades; ce régime restaurant
hâta la guérison de ceux-ci, et prévint, chez
plusieurs individus bien portans, l'invasion d'une
maladie à laquelle ils n'auraient certainement pas
échappé sans cette précaution.

Enfin , c'est à ces mesures sages et à plusieurs
autres de ce genre, aussitôt exécutées que conçues, auxquelles ont concouru avec tant de zèle
toutes les administrations charitables , que nos
premiers Magistrats sont redevables d'avoir, en
moins d'un mois, non-seulement arrêté les progrès d'une maladie contagieuse qui s'annonça
d'une manière allarmante , mais encore d'avoir
fait disparaître jusqu'aux vestiges du mal.

Parmi ces mesures, il en est une que nous
ne devons pas passer sous silence, c'est celle qui
fut exécutée le 20 avril (19), et qui consista à faire

---

(19) On lit à la page 15 du rapport que nous réfutons ,
« Que le 21 avril , la commission de la société de mé-
transporter

transporter à l'hôtel-Dieu, trois malades indigens

---

decine avait unanimement improuvé le transport des convalescens et des malades restans , à l'Hôtel-Dieu , alléguant
pour motif, que cette mesure pourrait les affecter dé-
sagréablement et leur nuire ; ensuite qu'elle était contraire à toutes les institutions sanitaires qui voulaient
que les convalescens des fièvres d'hôpitaux fussent ren-
voyés à la campagne. »

Pour répondre à la commission de la société , nous
pouvons d'abord invoquer le succès de la translation des
malades et convalescens, puisque tous ont été rétablis
en peu de tems. Nous dirons ensuite que le hameau de
la Valentine , qui était désert depuis près d'un mois ,
vit rentrer , dans son enceinte, le lendemain et quelques
jours après l'exécution de cette mesure , tous le habitans
qui en étaient sortis ; que dès-lors les communications
avec les villages voisins se rétablirent , que plusieurs
mesures de salubrité furent complétement exécutées.

Nous dirons encore que tous les individus transférés à
l'Hôtel-Dieu furent séparés des autres malades, placés dans
des salles vastes et bien aérées, pouvant se livrer à un
exercice convenable , dans une cour spacieuse ; ayant,
sous les rapports de la nourriture et des médicamens,
mille ressources dont ils manquaient dans leurs foyers ;
à l'abri de tout écart dans le régime , exempts de toute
crainte sur leur sort. Nous n'avions enfin aucune inquiétude sur le séjour de ces malades, dans ce nouveau
Lazareth, puisque nous savions que M. Guinet , habile
médecin , chargé des militaires à l'Hôtel-Dieu , avait

H

qui restaient dans le hameau et plusieurs con-

soigné dans le courant de février, mars et avril, avec un succès inoui, 127 conscrits réfractaires, la plupart sortis du fort St. Nicolas, tous atteins de fièvres adynamiques, et qu'il n'avait perdu qu'un seul malade.

La contagion ne s'était communiquée à aucune dés salles voisines ; ce qui prouve de plus que cette fièvre peut être traitée, avec succès et sécurité, dans les grands hospices, et qu'il n'est pas nécessaire de disséminer les malades à la campagne, comme l'a dit la commission, où il serait ridicule de former autant d'hospices qu'il y aurait de maisons d'habitation.

Insinuer de plus, comme l'a fait, la société de médecine, que la maladie du conscrit, mort à la Valentine, n'est devenue contagieuse que par un mauvais traitement, le chagrin, et l'influence de l'atmosphère impure, dans laquelle il a vécu, etc., par cela seul que la même maladie ne s'est déclarée, chez les personnes qui l'ont secouru, qu'après sa mort, c'est vouloir ignorer que le conscrit malade sortait des prisons d'Aix où régnait une fièvre contagieuse, et ne pas réfléchir que si cet homme n'avait pas été déjà malade à son arrivée à la Valentine, il ne se serait pas arrêté, sans doute, dans un hameau si voisin de Marseille où la police s'exécute avec tant de vigilance, ce qui devait lui faire craindre d'être arrêté ; et d'ailleurs ne lisons-nous pas, dans tous les auteurs qui ont parlé de cette maladie, et notamment dans Pringle, que suivant le degré de l'infection et la virulence des miasmes, elle se développe plus ou moins

valescens qui avaient besoin d'être surveillés

lentement ; au point qu'on a vu des malades rester des
semaines entières , atteins de l'infection , sans avoir de
fièvre régulière ; et que des voyageurs frappés de la
contagion ne sont tombés malades , qu'après avoir par-
couru de grandes distances.

Au reste , je ne m'arrêterai pas plus long-tems à relever
les inexactitudes et les faussetés de ce prétendu rapport
médical , fait dans toute autre intention que celle d'ins-
truire. Ce n'est qu'une censure injuste et déplacée , contre
des mesures sanitaires que la Préfecture , la Mairie et les
Administrations charitables ont prises pour l'intérêt public , la tranquillité des habitans de la Valentine et ceux
des environs ; mesures d'abord déterminées sans le con-
cours de la société de médecine , et qui pourtant avaient
obtenu son assentiment lorsqu'on les lui fit connaître ;
mesures enfin , que M. le Comte de l'empire , Conseiller
d'état , Préfet , dont le zèle est si éclairé , si actif et si
vigilant , aurait adoptées s'il avait été présent , puisqu'il
s'est empressé de les approuver du moment qu'il les a
connues.

Quelle mission ont donc eu les signataires de ce rapport pour blâmer des dispositions dictées aux Autorités par
la prudence , que le succès le plus complet a couronné ,
et pour rendre publique l'improbation qu'ils se sont permis
de manifester ? L'appareil que certains membres de la
commission ont mis dans leur voyage à la Valentine
a été plus qu'inutile et serait devenu allarmant si l'é-
pidémie n'avait été déjà arrêtée , ainsi qu'il conste par

assidument. J'ai été obligé de continuer l'usage
du quinquina aux convalescens et j'ai observé
que ce remède qui est propre à fortifier est encore
le préservatif le plus sûr contre les rechutes.
Pringle avait déjà fait cette remarque.

Les trois malades furent placés dans une salle
vaste et bien aérée ; ils étaient seuls dans un
local qui peut contenir quinze malades. On éta-
blit les convalescens dans un quartier de l'hospice
isolé , vaste et aéré ; là , ils avaient à leur disposition des soins médicinaux qu'une convalescence pénible exigeait ; un régime et des alimens
qu'ils n'auraient point eu chez eux. Ils étaient
enfin à l'abri de tout écart et de toute inquiétude
morale.

---

les rapports que j'ai faits à la Mairie ; tout était prévu ,
tout avait été ordonné par elle , les autres Administrations et le Médecin des épidémies. C'est donc à faux
que l'on veut faire entendre , dans le rapport publié , que
c'est la commission qui a ramené le calme , la sécurité et
la santé parmi les malades et les autres habitans , au
moment qu'elle a paru à la Valentine. La grande majorité
de la Société de médecine désavoue cet écrit qui paraît
sous ses auspices , et qui ne peut tourner qu'à la con-
fusion de ses auteurs.

L'espoir qu'on avait fondé sur cette translation ne fut pas trompé : ces individus n'eurent
pas resté quelques jours dans leur nouvel asile ,
que les malades furent rendus à la santé , et
les convalescens bien nourris, livrés à un exercice convenable changèrent leur teint blafard et
cachectique contre un teint vermeil et un embon-
point décidé.

Aujourd'hui 8 mai , ils ont tous regagné leurs
habitations. Il est superflu de dire ici qu'ils ont
été comblés des bienfaits de l'administration
des hospices (20).

Mais ce n'est pas là le seul avantage que cette
mesure a procuré aux habitans de la Valentine,
du moment qu'elle fut connue dans la contrée :
les citoyens qui avaient abandonné leur domicile
pour éviter la contagion , rentrèrent dans leurs

---

(20) Cette Commission avait requis extraordinairement
M. le Docteur Cauvière pour faire le service journalier
auprès de ces malades et convalescens. Je me suis empressé de donner tous les renseignemens nécessaires à
ce collègue , qui a répondu à la confiance des Administrateurs avec autant de zèle que d'intelligence et de
succès.

foyers ; la confiance se ranima parmi eux ; les communications interrompues avec les villages voisins se rétablirent. On ne craignit plus de voir la maladie se propiger dins la saison des chaleurs.

La Mairie, administration vraiment paternelle profita de l'absence de ces malades et conva- escens pour faire resturer leurs maisons, faire exécuter des fumigations générales dans les rues, les habitations et l'église. On fit blanchir intérieu- rement, au lait de chaux, les chambres qui avaient été infectées; on brûla la paille qui avait servi aux malades ; on lessiva leur linge. Par ces moyens, on a détruit, jusques aux moindres tra- ces de la contagion, et on a assuré pour long-tems la santé à des bons habitans de la campagne, qui transmettront jusqu'à leurs derniers neveux, avec le souvenir de leur malheur, celui des secours qu'ils ont reçus et de la reconnaissance dont ils sont si intimement pénétrés envers leurs bien- faiteurs.

Mais, avant de finir, il m'est bien doux de rappeler tous les services rendus à la chose publique, dans cette circonstance, par Messieurs Rancurel, conseiller de préfecture, remplissant, en absence, les fonctions de préfet, et Girard, secrétaire-général. Ces zélés administrteurs, pour

calmer les inquiétudes des habitans et dissiper
leurs craintes, chargèrent M. le chevalier Sarmet,
maire, en absence, de convoquer par des lettres
particulières, dans une des salles de la préfecture, le 10 avril, à 7 heures du soir, plusieurs
médecins et chirurgiens de la ville, de même
que divers membres de la santé et de la
commission administrative des hospices, pour
y entendre les renseignemens que le médecin
des épidémies devait donner sur la maladie, et
recevoir les observations de chacun. Je lus dans
cette séance, mes raports de 6, 8 et 9 avril
qui firent connaître l'origine, la nature et le
traitement approprié à cette maladie; traitement
qui avait déjà eu le plus heureux succès, puisque
le nombre des malades allait en décroissant.

Après diverses observations, faites par les
membres présens (21), M. le préfet invita deux

_____

(21) L'assemblée était composée de MM. Rancurel,
président ; Girard, secrétaire-général de la préfecture ;
Sarmet, chevalier de l'empire, remplissant les fonctions
de Maire, en absence ; Desolliers, adjoint à la Mairie ;
Fabre, administrateur des hospices ; Perron, Estieu,
Lemée, intendans de la santé ; Prunelle, professeur de
l'école de médecine de Montpellier, se trouvant dans le
moment à Marseille, et de MM. les Docteurs Valentin,
Seux, Robert, Fodéré, Segaud, Boyer, Cauvière,
André, Dugas.

médecins à se réunir le lendemain 11 , au médecin des épidémies, pour aller à la Valentine. Le soir de ce jour , à la même heure que la veille, il y eut une nouvelle réunion à la préfecture , et d'après le rapport du médecin des épidémies , et celui des médecins qui l'avaient accompagné , il fut décidé que toutes les mesures qui avaient été prises jusques-là étaient sages , et le traitement suivi, efficace; il fut arrêté qu'il n'y aurait plus de convocation, l'intensité de la maladie diminuant de jour en jour , et n'annonçant plus rien d'allarmant pour la santé publique.

Le gouvernement et les habitans de Marseille , si voisins de l'épidémie, ne pourront jamais oublier le dévoûment et le zèle des membres de l'administration supérieure (22) , de la mairie,

---

(22) Le 5 avril , en même-tems que j'étais invité par M. le Maire à me rendre à la Valentine , M. de Permon , commissaire-général de police , à qui la tranquillité publique doit tant de mesures salutaires , me fesait la même invitation ; je me suis empressé à remplir ses vues et à lui donner des preuves de mon dévoûment, en lui transmettant jour par jour copie des rapports que je fesais à la Mairie , sur la situation des malades ; il a été bien flatteur et bien agréable pour moi , pendant le cours de cette épidémie, de recevoir de ce Magistrat éclairé ,

de

de l'administration centrale des secours publics,
de celle des hospices et de la santé , ainsi que de
tous les médecins qui se sont empressés de répondre à l'appel qui leur a été fait , dans un moment
où leurs lumières pouvaient être si nécessaires.

---

dans une correspondance qui me sera toujours infiniment
honorable, des renseignemens qu'il avait recueillis , qui
ont été pour moi d'une grande utilité, et qui ont concouru à arrêter, d'une manière si prompte, les progrès
du mal.

Second Rapport fait à M. le Baron de St. Josep h
Maire de Marseille.

Le 8 avril 1810.

Monsieur le Baron,

Ainsi que j'avais eu l'honneur de vous l'annoncer dans mon rapport du 6 de ce mois , je me suis rendu, hier 7 , à la Valentine pour y suivre le traitement de la maladie épidémique qui y règne.

J'ai trouvé qu'une des deux malades , que j'avais laissées en danger (Mad. Baudin) était morte dans la nuit du jeudi au vendredi , au 18.me jour de la maladie.

Le samedi, à 10 h.res , elle n'était point encore inhumée ; personne n'avait voulu se prêter à sa translation au cimetière. Elle y fut pourtant transportée à 11 heures , d'après les vives instances que je fis , en me joignant en cela, à M. Lion , préposé à l'état - civil, qui , jusques-là avait parlé et supplié inutilement. — Je note cette circonstance parce qu'il est de la plus grande importance que pareil inconvénient n'arrive plus. Rien ne serait plus propre à aggraver l'épidémie et à la propager, que l'influence des émanations cadavéreuses. Une fois la mort d'un malade bien constatée, il serait prudent d'en ordonner l'inhumation quatre à six heures après. D'ailleurs, la putréfaction qui s'annonce très-vite dans ce cas, ne laisse aucune incertitude sur la mort.

J'ai trouvé quatre nouveaux malades qui étaient au début de leur maladie. Chez les autres, la maladie suivait sa marche. On continuait à donner toute l'attention possible pour obtenir une issue favorable et pour multiplier les secours de l'hygiène. Je vous renouvelle mes prières pour la confection du bouillon.

Un individu, chez qui je reconnus les premiers symptômes de la maladie, me fit la confidence qu'il devait venir, le même jour, à Marseille, afin d'y être traité plus commodément chez un de ses parens, logé près N. D. du Mont. Ce parent doit être le mari de la femme Chouquet que vous savez être venue malade de la Valentine.

La maladie a toujours le même caractère que je lui ai assigné ; c'est toujours *la fièvre contagieuse des hôpitaux, des prisons, etc.* Il importe de redoubler de zèle et de surveillance ; l'article des inhumations mérite toute votre attention ; la profondeur des fosses doit être faite selon les règlemens ; on ne doit pas manquer de fouler la terre par-dessus.

Demain 9 avril, je me rendrai de nouveau auprès des malades, et je me ferai un devoir de vous rendre un compte exact de tout ce que j'aurai observé.

Je suis, avec le plus profond respect,

Monsieur le Baron,

Votre très-humble et obéissant serviteur.

DUGAS, D. M. M.

Troisième Rapport fait à M. le Baron de St. Joseph,
Maire de Marseille.

Le 9 avril 1810.

Monsieur le Baron,

J'arrive dans le moment de la Valentine pour y voir les malades atteins de l'épidémie qui y règne; voici les nouveaux renseignemens que j'ai à vous donner : le nombre des malades n'a pas augmenté depuis le 7. J'ai à m'applaudir de la méthode de traitement que j'ai adoptée , qui consiste dans l'emploi de quelques évacuans , des toniques et sur-tout du quinquina pris à haute dose et uni à du vin généreux. La majeure partie des malades est dans un état satisfaisant; cinq sont dans un état douteux; un dans une situation désespérée.

Marie Beranger , épouse de l'aubergiste , est morte au 19.me jour de la maladie. Elle a été inhumée par les fossoyeurs de Saint-Jullien.

Mathieu Didier , âgé de 66 ans , est mort au

12.me jour de la maladie. C'était lui qui avait inhumé le militaire.

Toutes les mesures de salubrité sont exécutées, dans le village de la Valentine, avec vigueur. Tout annonce que l'épidémie ne fera pas de progrès.

La ration de viande de demi-livre, accordée à chaque malade par jour, pour son bouillon, n'est pas suffisante. Il conviendrait de la porter à une livre. Un objet qui doit fixer l'attention des Autorités est celui qui est relatif aux convalescens. Il importera de les empêcher d'aller se répandre dans les villages voisins, sous prétexte d'aller changer d'air.

Je suis, etc.

Quatrième Rapport à M. le Baron de St. Joseph, Maire de Marseille.

Le 11 avril 1810.

Monsieur le Baron,

Tout est dans un état rassurant à la Valentine; j'arrive de ce hameau où se sont réunis à moi, aujourd'hui, MM. les DD. Seux, Fodéré, Segaud, Delacour, commissaires désignés par la Société de médecine, pour donner leur avis sur la maladie. Nous avons laissé 14 malades, parmi lesquels,

5 entrent en convalescence ;

4 sont dans un état très-satisfaisant, quoique leur maladie ne soit pas complétement jugée ;

3 sont dans un état douteux, offrant pourtant des probabilités pour la guérison ;

1 est légérement malade ;

1 est au début de la maladie. Celui-ci est le nommé Antoine Reynier, âgé de 70 ans. père d'Élisabeth Reynier, qui est atteinte elle-même de la maladie ; elle est placée dans ce moment dans la classe des malades douteux qui offrent des probabilités pour la guérison.

Le 9 avril au soir, Jacques Olive, âgé de 50 ans est mort, au 12.ᵉ jour de la maladie. Ce Jacques Olive avait coopéré à l'inhumation du militaire.

Ce matin 11 avril, à 10 heures, la nommée Anne Lyon est morte au 14.ᵉ jour de la maladie. Cette femme est morte dans l'indigence ; nous recommandons sa famille à la bienfaisance de l'administration centrale des secours publics.

Cette

Cette famille se compose du veuf et de six enfans en bas âge. Il serait très-urgent que des
secours pécuniaires fussent distribués à M. le
Recteur, pour être donnés à quelques individus
qui sont dans la plus affreuse misère. Il conviendrait qu'on distribuât du pain blanc et du
bon vin à quelques habitans qui sont dans l'im-
possibilité de s'en procurer, sur-tout aux convalescens.

D'après l'avis que nous en avons reçu , nous
nous sommes rendus à la campagne de M. de
Sinetty , pour y constater l'état du malade que
l'on vous avait dénoncé. Ce fait était controuvé.
Je me suis également rendu , accompagné des
commissaires de la société , à la campagne de
M. Treise, près le pont de Vivaux où l'on m'a-
vait assuré qu'il existait un réfugié de la Valentine ; nous avons trouvé, dans cette campagne,
un jeune homme réellement malade : il avait
quitté depuis quelques jours St. Marcel où il
exerçait la profession de cordonnier; il avait la
rougeole.

Nous pouvons affirmer que la maladie qui
continue à régner à la Valentine conserve son

caractère de fièvre putride-bilieuse ; qu'elle va en s'affaiblissant. Dans ce moment, elle suit sa marche d'une manière paisible chez tous les malades qui en sont atteins. Elle ne présente de symptômes graves chez aucun.

Le traitement adopté , fondé en général sur l'emploi de quelques évacuans, suivi des toniques et du quinquina , uni au bon vin a eu du succès et a évidemment contribué à l'amendement des symptômes. Tout annonce que l'épidémie tient à sa fin , et qu'elle bornera là ses ravages.

Nous pensons néanmoins , que les malades doivent continuer à être visités assidûment , afin de recevoir les soins que leur situation exige encore. Nous insistons sur-tout sur la nécessité qu'il y a d'envoyer , sur les lieux , des hommes de peine exercés à soigner les malades et dans le cas d'exécuter les mesures de salubrité indispensables dans ce moment.

Telles sont , celles qui ont pour but , de bien faire lessiver le linge et les hardes qui ont servi aux malades, de renouveler les paillasses , etc.

Je suis , etc.

Cinquième Rapport fait à M. le Baron de Saint-Joseph, Maire de Marseille.

Le 14 avril 1810.

Monsieur le Baron,

Je suis toujours plus fondé à croire que la maladie qui règne à la Valentine aura une issue heureuse et prochaine.

A ma derniere visite, j'ai trouvé, à la vérité, deux malades nouveaux ; mais l'invasion de leur maladie ne présentait rien d'allarmant.

Un de ces malades est Magdeleine Reynier, âgée de 72 ans, qui est au 2.ᵉ jour de sa maladie. C'est l'épouse d'Antoine Reynier et mère d'Élisabeth Reynier, également malade.

L'autre est Jn.-Bapte. Conte, âgé de 14 ans, fils de Conte qui a perdu sa femme le 11, et qui avait resté près d'elle au milieu de l'infection, avec ses six enfans.

Conte père, avec le reste de sa famille, a résisté et résiste encore aux influences délétères qui l'environnent, à l'aide des secours en pain, vin et viande qui lui sont fournis. Ce régime et le linge qui va lui être donné, le préserveront sans doute, tout-à-fait d'une maladie à laquelle il est étonnant qu'il ait échappé.

Son fils malade, n'a point de paillasse : les autres malades sont au nombre de'huit, ce qui fait en tout dix malades, dont quatre seulement laissent de l'incertitude sur leur sort.

En arrivant à la Valentine, j'ai reconnu l'heureux effet de la présence des inspecteurs et agens de police que vous avez eu soin d'y d'envoyer. Les sieurs Prestavéri, Amic et Clastrier ont fait exécuter, dans un instant, plusieurs mesures de salubrité que j'avais indiquées, et dont je n'avais pu obtenir l'entière exécution. Ils ont fait enlever toute la paille qui restait dans des lieux infects et où avaient séjourné des malades et l'ont faite brûler hors le village.

Ils ont fait recouvrir, avec de la terre, les fosses où l'on va vider les vases des malades; ont détourné les eaux d'une source qui jaillit dans la propriété de M. Frédéric, en ont dirigé le cours dans les deux rues de la Valentine;

ce courant d'eau achévera d'entretenir la propreté
et la salubrité dans le hameau.

Averti par les inspecteurs et agens de police,
qu'il existait, aux Camoins, un individu qui
avait contracté sa maladie à la Valentine où il
avait passé 24 heures, en donnant des soins au
militaire, je me suis rendu avec eux dans ce
village. J'ai trouvé en effet ce malade, que j'ai
compris dans le nombre des dix précités. Il s'ap-
pelle Jn.-Bte. Martel, il est âgé de 60 ans, et
est au 14.ᵉ jour de sa maladie, qui est la même
que celle observée à la Valentine. J'ai prescrit
à ce malade l'usage du quinquina, je l'ai fait
placer dans un endroit mieux aéré que celui où
il était couché ; j'ai eu une conférence avec
M. Aymond son chirurgien, et nous sommes
convenus de ce qui restait à faire pour la guérison.

L'ètat de ce malade est douteux ; sa maladie
èst avancée ; rien n'annonce d'ailleurs du danger.
La présence de ce Martel aux Camoins, dont
on a tenu la maladie secrète jusqu'à ce jour,
inspire des craintes aux habitans de ce village;
il est certain qu'il est atteint de la maladie ob-

servée à la Valentine. Cependant, vu que cette maladie est sur le point de se juger , vu la faiblesse du sujet et son âge , prenant en considération la propreté qui règne dans sa maison et les précautions que j'ai engagé de prendre , ayant sur-tout égard à l'éloignement dudit Martel , du foyer où il a contracté sa maladie, je pense qu'on peut le laisser chez lui sans inconvénient.

Il faudra seulement que ce village soit scrupuleusement observé. Les rues en sont excessivement mal - propres , et exhalent une odeur fétide.

J'ai parlé aux habitans, qu. j'ai eu occasion de voir , pour les inviter à enlever , dans le plus prompt délai , tous les fumiers ; ils ont paru peu disposés à obtempérer à mes conseils.

Je me suis rendu chez Mr. le Recteur pour avoir une conférence avec lui , n'ayant pas eu l'avantage de le trouver , je lui ai écrit pour lui faire connaître l'objet de ma visite , qui était de le prier d'employer auprès de ses paroissiens tout son crédit , pour faire nétoyer les rues et faire disparaître les cloaques infects qu'on y rencontre à chaque pas. Il ne faut pas oublier qu'une épidémie de fièvre putride se déclara, il y a six ans, dans ce petit village et que plus de quarante personnes y succombèrent; ce souvenir douloureux encore présent à la mémoire des habitans des Camoins, les met en allarme. nous avons fait tout notre possible pour les rassurer, et nous avons la douce satisfaction d'avoir réussi.

Les infirmiers que vous avez envoyés à la Valentine remplissent avec zèle les devoirs de leur état.

Je suis, etc.

Sixième Rapport à M. le Baron de St. Joseph, Maire de Marseille.

Le 16 avril 1810.

Monsieur le Baron,

L'état des malades de la Valentine s'améliore tous les jours. La contagion ne continue dans ce moment à marquer ses effets que dans les maisons où l'infection a été grande et sur les personnes qui y ont été fortement soumises. Plusieurs malades sont entrés en convalescence depuis le 13 , j'en noterai cependant trois nouveaux. Le premier est Anne Lyon , âgée de 70 ans , épouse de Lyon , mort hier apoplectique à l'âge de 82 ans. Cet individu avait eu , il y a quelques mois , une attaque de cette maladie : ce qui est de notoriété publique.

M. Beyres , officier de santé de St. Marcel, m'a d'ailleurs donné des détails sur sa mort , et je ne puis révoquer en doute qu'il n'ait été foudroyé par une récidive.

Sa femme inspire des craintes plutôt par son âge et l'état de faiblesse où elle se trouve , que par les symptômes de la maladie règnante, qu'on observe chez elle.

Les autres malades sont, Magdeleine Pignatel , âgée de 22 ans , sœur de Marie Pignatel , qui entre aujourd'hui en convalescence , et fille de Marie-Anne Pignatel , née Roman , qui est en grand danger. C'est dans sa maison et en donnant des soins à sa mère et à sa sœur , que Magdeleine Pignatel a contracté la maladie; et

Magdeleine

Magdeleine Conte, âgée de 7 ans ; elle est au deuxième jour de la maladie. Cet enfant a aussi vécu pendant long-tems et sans précautions au milieu de l'infection ; vous savez qu'elle a perdu sa mère, que son frère âgé de 14 ans est également malade et que toute cette famille est dans la plus affreuse misère.

Cette famille se compose encore de quatre sœurs ou frères, qu'il serait prudent de soustraire à la contagion. Chez ces deux malades, on ne voit rien d'inquiétant.

En fesant l'énumération des malades, j'observe que sur onze, huit sont logés dans trois maisons. Dans une campagne appelée la Vandoufe se trouvent, Antoine Reynier, son épouse et sa fille. Le père et la mère sont dans un état douteux. Dans une maison au village, sont réunis: Marie-Anne Pignatel-Roman et ses deux filles ; la mère est la seule bien malade.

Dans la troisième maison se trouvent Magdeleine Conte et son père qui sont encore dans l'invasion de la maladie.

La maladie de ces huit personnes terminée,

L

il ne doit plus rester de malades dans ce quartier.

Tous mes efforts tendent vers ce but; heureux si je puis l'atteindre. J'ose l'espérer, secondé si efficacement que je le suis par les secours abondans que vous avez mis à la disposition de M. le Recteur, et par la surveillance active des officiers de police.

Je suis, etc.

Septième Rapport à M. le Baron de St. Joseph, Maire de Marseille.

Le 18 avril 1810.

Monsieur le Baron,

Aujourd'hui 18 avril 1810, je me suis rendu à la Valentine, pour continuer mes soins aux habitans, qui y sont atteins de la maladie, et quoique j'y aye trouvé un nouveau malade, Marie Conte, âgée de 7 ans, je ne persiste pas moins à penser que l'épidémie est sur le point de ceesser. Marie Conte est la sœur de Magdeleine Conte et de Jn.-Bte. Conte, qui sont

tombés successivement malades après la mort de
leur mere; la maison qu'ils habitaient ayant été
profondément infectée.

En fesant transporter les deux autres enfans
de Conte dans un hospice (23) vous avez sous-
trait le reste de cette famille à la contagion.

Je ne puis que donner mon assentiment à
la mesure que vous avez projetée, qui consis-
terait actuellement à faire transférer, à l'hôtel-
Dieu, les trois malades dont je viens de vous
occuper et qui sont les seuls qui existent à
la Valentine. Vous détruirez ainsi le foyer de
la contagion et vous pourez ensuite travailler plus
efficacement à désinfecter cette habitation.

Je suis d'opinion qu'en adoptant cette mesure,
les malades ne sont pas les seuls qui doivent
vous occuper. Permettez, M. le Baron, que je
fixe votre attention sur les convalescens; ils

---

(23) Tous les membres de la famille Conte, composée de sept individus, tombant successivement malades,
la Mairie se détermina à faire conduire, le 16 avril,
deux enfans encore bien portans, dans un hospice où
ils ont été soigneusement surveillés et où ils n'ont jamais
donné aucun signe de la maladie.

sont au nombre de onze que je divise en deux classes.

Première Classe.

Elle comprend les individus dont la convalescence est assurée , qui sont :

Jn.-Pierre Tremolat.
Marie Pignatel.
Magdeleine Pignatel.
Elisabeth Reynier , fille aisée , habitant la campagne.
Bienvenu Baraille.
Louis Carbonel.

Seconde Classe.

Elle comprend les individus qui sont dans un état de convalescence pénible et commençante.

Marianne Tremolat.
Magdeleine Saleut.
Jn.-Bte. Martel.
Anne Lyon.
Thérese Cauvin-Jourdan.

En tout onze convalescens , dont cinq exigent

encore des soins, pour éviter de rechuter et pour
arriver à un état de santé parfaite. Six sont dans
un état très-voisin de la santé.

Pour mettre la dernière main aux mesures
de salubrité que vous avez projetées , vous
pourez donc évacuer ces malades et convalescens ou seulement une partie sur un hospice
ou autre lieu que vous jugerez convenable , afin
qu'ils puissent y suivre un régime approprié et
recevoir les secours que leur état exige encore.
Vous anéantirez ainsi jusques aux traces de la
maladie qui a régné dans ce hameau.

Cette mesure deviendra encore plus utile, si
nous considérons que les convalescens qui pou-
ront traîner , et quelques malades isolés qui
pouraient survenir, seraient un foyer permanent
de la maladie , et la propageraient jusque dans
la saison des chaleurs , inconvénient grave qu'il
importe d'éviter.

La translation de ces malades et convalescens
opérée , vous pourez de suite faire procéder à
la désinfection des habitations du hameau , en
fesant,

1.º Des fumigations générales.

2.° Brûler la paille qui a resté au service des malades.

3.° Lessiver et laver leur linge.

4.° Recrépir intérieurement ou blanchir seulement au lait de chaux leurs maisons qui sont toutes délabrées.

Ces mesures exécutées sous les yeux d'un agent de police, en détruisant jusqu'aux dernières traces du mal, rétabliront le calme dans l'esprit des fuyards, qui ne tarderont pas à rentrer dans leurs maisons, et vous aurez alors la douce satisfaction d'avoir, en peu de tems, dompté un ennemi qui s'est annoncé d'une manière si redoutable.

Magdeleine Pignatel, née Roman, âgée de 60 ans, est morte le 16 avril, au 13.° jour de la maladie (24).

---

(24) La société de médecine qui dans tout le cours de son ouvrage parle de la bénignité de la maladie, est pourtant forcée, pour rendre au moins une fois hommage à la vérité, de convenir qu'elle avait un caractère insidieux. Elle dit, page 24 : « Le 11 avril nous avions trouvé Marianne Roman, agée de 60 ans, levée auprès du lit de sa fille

Antoine Reynier , âgé de 72 ans , est mort le 17 avril, au 12ᵉ. jour , et Magdeleine Reynier, son épouse , âgée de 72 ans , est morte le 18 au matin.

Ces individus ont succombé à la maladie étant déjà épuisés par des infirmités anciennes. Ils n'ont jamais offer t à l'art, des ressources, à raison de leur tempérament cacochime.

Je suis , etc.

Huitième Rapport fait à M. le Baron de Saint-Joseph , Maire de Marseille.

Le 21 avril 1810.

Monsieur le Baron ,

Je me suis réuni, hier 20 du courant, à

---

a qui elle donnait des secours, mais déjà indisposée depuis plusieurs jours, quoique sans y faire-attention, nous la jugeâmes malade et lui prescrivimes des remèdes ; le 17, elle n'était plus. Antoine Reynier , âgé de 72 ans, malade depuis six jours, et qui de même ne paraissait pas l'être beaucoup, succomba également du 13 au 14. »

J'ajoute que l'épouse de ce Reynier succomba à la même maladie, le lendemain. Ces trois malades n'avaient été infectés que secondairement , comme je l'ai déjà observé , n'ayant jamais eu aucune relation avec le militaire.

M. Magnan, commissaire de police, chargé par vous de la translation, à l'hôtel-Dieu, des malades de la Valentine et des convalescens, dont l'état exigeait encore les soins de la médecine.

Ces malades et convalescens ont reçu cette invitation avec reconnaisance et empressement ; ils étaient convaincus qu'ils avaient besoin de secours, qu'ils ne peuvent se procurer dans leur hameau.

Ils se louent beaucoup des attentions et des prévenances de M. le commissaire, qui dans l'exercice de toutes ses fonctions sait si bien se concilier l'estime et l'affection de ses concitoyens.

Voici les noms de ces individus.

Malades.

Jean-Baptiste Conte,

Magdeleine Conte,

Et Marie Conte, tous enfans de Conte. Le plus âgé n'a que 14 ans,

Convalescens.

Convalescens.

Jn.-Baptiste Martel des Camoins (25).

Magdeleine Saleut,

Bienvenu Baraille.

Louis Carbonel.

Marie Pignatel.

Marianne Tremolat.

Jean-Baptiste Conte,

La plupart de ces convalescens , dans la pauvreté la plus extrême , n'auraient pu , je le répéte , recevoir chez eux les secours qu'un état pareil exige ; ils étaient d'ailleurs exposés à des écarts dans le régime, écarts qu'ils éviteront dans le lieu où ils sont placés. Ils peuvent d'ailleurs s'y livrer à un exercice convenable.

Je les ai visités ce matin , et je puis assurer qu'ils sont tous satisfaits et reconnaissans de la

---

(25) Cet individu devenu sourd par l'effet de la maladie, est abandonné des siens et réduit à la plus affreuse misère.

mesure qu'on a pris à leur égard. A-présent,
M. le Baron , il est urgent que vous donniez
des ordres pour que toutes les habitations de
la Valentine soient rendues salubres. Je me permettrai à ce sujet de vous exposer de nouveau
les moyens pour y parvenir (26).

Ces mesures exécutées, le calme va renaître
dans toute la contrée , et sous peu , par vos
soins et votre surveillance , on aura oublié les
malheurs de ce hameau.

Permettez , M. le Baron , qu'en terminant ces
rapports et en attendant de vous présenter l'histoire de cette épidémie , je fixe un moment
votre attention sur le zéle et le dévoûment qu'ont
montré , dans cette circonstance , MM. les Recteurs de St. Menet et de St. Marcel; ministres
de la religion , aussi courageux que charitables,
qui , bravant toutes les craintes , n'ont cessé
chaque jour de porter des consolations et distribuer les secours de leur ministère à leurs voisins malades. Ils ont remplacé auprès d'eux ,

_____

(26) Ces moyens ont été indiqués dans le rapport
précédent.

le Recteur de la Valentine , qui a été forcé
d'interrompre l'exercice de ses fonctions , affaibli
par les atteintes de la maladie (27). Obligé de
garder le lit , il s'oubliait lui-même , et sans cesse
occupé de l'état de ses ouailles , ne songeait qu'aux
moyens de les soulager , soit en leur donnant
des conseils , soit en leur fesant distribuer ,
avec discernement les secours dont vous l'aviez
rendu dépositaire.

J'ose réclamer de votre bonté , que Monseigneur l'Archevêque soit instruit de la bonne
conduite de ces vertueux ecclésiastiques.

Je manquerais également à mon devoir , si
je ne signalais à l'attention publique , les soins
généreux et désintéressés que MM. Bovis et
Beires , officiers de santé de St. Marcel , ont
donné aux habitans de la Valentine.

Ces praticiens recommandables ont volé au
secours de ces malades avec intrépidité ; ils

_____

(27) Ce respectable prêtre vient de m'adresser , aujour-
d'hui 7 juin , une lettre qui contient une réclamation ,
et me demande une justice que je crois lui rendre , en
publiant sa lettre à la suite de ce rapport.

sont restés au sein de la contagion, en rassurant les uns par leurs conseils et soulageant les autres par leurs soins.

J'ai été puissamment secondé par eux. — Je me permettrai de réclamer, en leur faveur, une indemnité , autant comme un témoignage de votre bienveillance particulière , que comme un dédommagement de leurs peines.

Je suis, avec le plus profond respect,

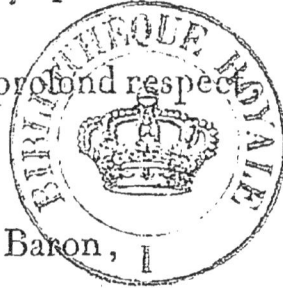

Monsieur le Baron,

Votre très-humble et obéissant serviteur.

DUGAS, D. M. M.

LETTRE

DE Mr MARTIN , RECTEUR A LA VALENTINE,

à M. DUGAS, médecin pour les épidémies,
à Marseille.

A la Valentine , ce 6 Juin 1810.

Je viens de recevoir le rapport historique et
médical de la maladie qui a régné à la Valentine,
rédigé par la société de médecine. J'ai été bien
surpris de cette partie de phrase qui me concerne:
*car le curé nous a avoué, dans notre première
visite , qu'il avoit été plus malade de la peur, que
du mal même.* Vous savez, Monsieur, que le
courage ne m'a point manqué ; j'en ai donné
des preuves au-dessus de mes forces physiques
qui ne répondaient point à ma bonne volonté; car,
j'ai dit souvent, que ma plus grande peine était
de ne pouvoir pas visiter mes malades aussi souvent que je l'aurais désiré , et que dans ces
occasions , je ne me contentais pas de leur
fournir seulement les secours spirituels.

J'écris aujourd'hui à la société pour faire ma protestation : je le dois à moi-même et à la vérité ; car ce n'est pas la seule contre-vérité que j'ai apperçue dans ce rapport.

J'ai appris, monsieur, que vous vous proposiez de faire aussi un ouvrage sur cette maladie, Je vous prie de vouloir bien rectifier, cette partie de phrase me concernant et me rendre plus de justice. Je crois le mériter.

Signé MARTIN, Recteur.

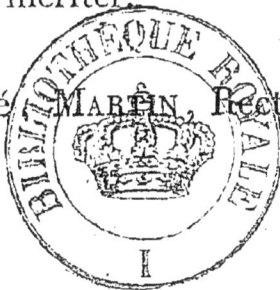

www.ingramcontent.com/pod-product-compliance
Lightning Source LLC
Chambersburg PA
CBHW071513200326
41519CB00019B/5927